U0335762

我曾经是个 250 斤的胖子，
所以我了解胖子。我知道
所有减肥的难点，也知道
如何克服这些难点。

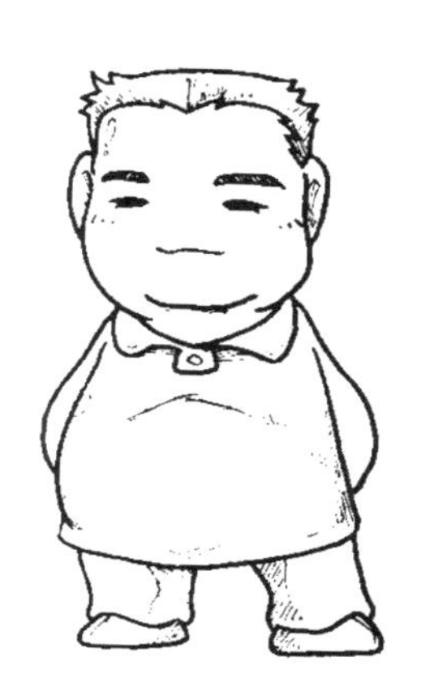

瘦下来，
整个世界都充满光彩。

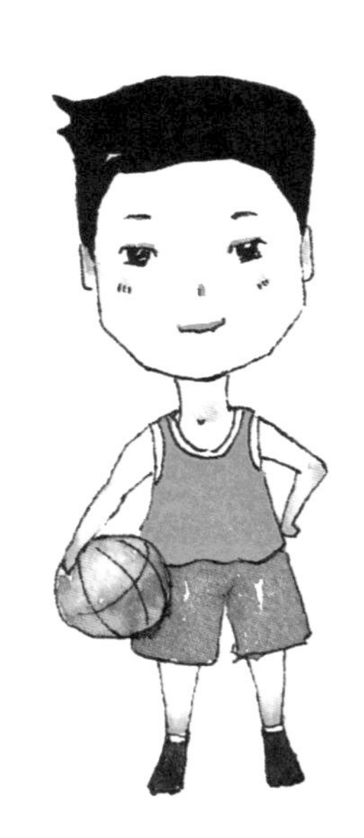

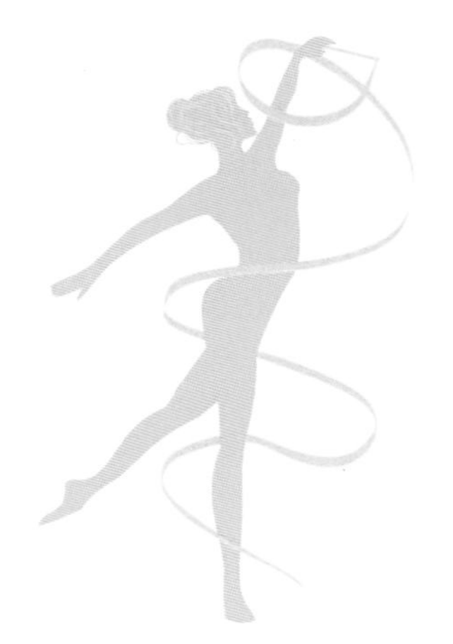

50天减50斤

减肥达人张长青
陪你健康瘦下来

张长青 | 著

广东旅游出版社
GUANGDONG TRAVEL & TOURISM PRESS
悦读书·悦旅行·悦享人生
中国·广州

图书在版编目（CIP）数据

50 天减 50 斤 ：减肥达人张长青陪你健康瘦下来 / 张长青著．— 广州 ：广东旅游出版社，2019.7
ISBN 978-7-5570-1765-1

Ⅰ．① 5…Ⅱ．①张… Ⅲ．①减肥—基本知识 Ⅳ．① R161

中国版本图书馆 CIP 数据核字（2019）第 060185 号

50 天减 50 斤：减肥达人张长青陪你健康瘦下来
50 Tian Jian 50 Jin:
Jianfeidaren Zhangchangqing Peini Jiankang Shouxialai

广东旅游出版社出版发行
（广州市环市东路 338 号银政大厦西楼 12 楼　邮编：510180）
印刷：北京军迪印刷有限责任公司
（地址：北京市丰台区刘庄子 101 号）
邮购地址：广州市环市东路 338 号银政大厦西楼 12 楼
联系电话：020-87347732　　邮编：510180
880 毫米 ×1230 毫米　　32 开　　8.5 印张　　139 千字
2019 年 7 月第 1 版第 1 次印刷
定价：58.00 元

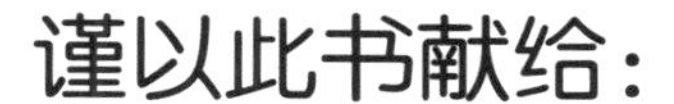

一、认为肥胖无关紧要的胖友；

二、想要减肥却没有信心的胖友；

三、想要减肥但缺乏毅力的胖友；

四、想要减肥而没有科学方法的胖友；

五、减肥之后多次反弹的胖友。

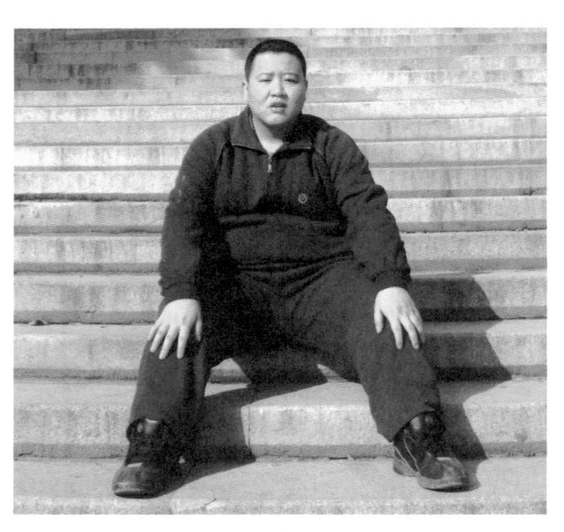

张长青减肥前

跟长青一起瘦下来

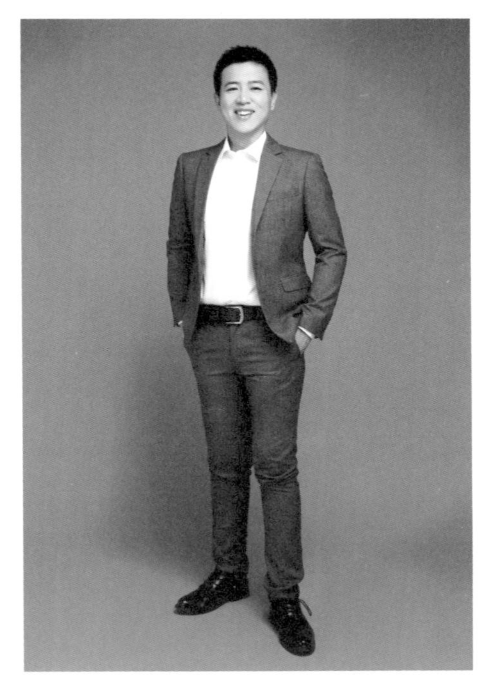

张长青减肥后

→ 逆袭人生！

目录

减肥小贴士

自序

我就是 100 天减 100 斤的张长青

大家可能还不了解，为什么我可以讲减肥，我先简单自我介绍一下。我叫张长青，山西大同人，2008 年 3 月 1 日以前，我是个胖子。为什么说 3 月 1 日以前呢？相信聪明的朋友们都猜到了，因为我从 3 月 1 日那天起，开启了神奇的减肥之路。为什么说神奇？因为我只用了 100 天，就减掉了 100 斤，体重从 250 斤减到了 150 斤。平均 1 天 1 斤的减肥速度，可以说是非常快的了。

我进入减肥行业 10 多年，对无数需要减肥的朋友进行过调研，最终得出结论：90% 的朋友都有心减肥，只是不得其法。他们要么因为减肥方法不科学导致半途而废，要么因为饮食不合理导致代谢出问题。在写作这本书之前，我研究过很多讲减肥的书籍和文章，有些理论性强，但实践性差；有些太专业，很多名词让人难以理解；有些是纯粹的食谱，厨艺欠佳或者没有时间下厨的朋友不好操作；有些以推销产品为目的，离开产品，减肥就无从下手。

本书的目的就是为大家科学减肥扫清障碍。它通俗易懂、实用性强，让胖友们不光知其然更知其所以然，真正做到一书在手，减肥不愁。

在做减肥训练营的这些年里，我一直在强调一个观点——我们不要单纯为了体重而减肥，或为了别人的眼光而减肥，而应该为了健康而减肥！无论是否肥胖，不管超重多少斤，不管年龄多大，请记住：养成科学的生活习惯，塑造健康的体魄，会更幸福快乐！

我之前是胖人，所以我更理解胖人。这本书是我减肥过程中的心血，现在毫无保留地送给和曾经的我一样的胖友们。书中记录了我在减肥过程中的心理变化和开解思路，包含了只有真正减肥成功的人才能总结出来的减肥技法，更有实践性很强的打卡表格，让胖友们了解我在减肥过程中都在关注哪些内容。

写这本书时，我常常会想起过去那个 250 斤的胖子张长青。我很感谢他，感谢他在减肥道路上默默前行；感谢他在多次减肥失败后，仍然爬起来重新战斗；感谢他有强大的自信心，将减肥坚持到底；感谢他那份正能量的生活态度和面对挫折时的坚强乐观。同时，我也感谢成长道路中所有的“敌人”，是他们的存在让减肥变得更加有意义。

亲爱的胖友们，为了健康迷人的好身材，为了幸福美好的生活，加油！从今天开始就行动！

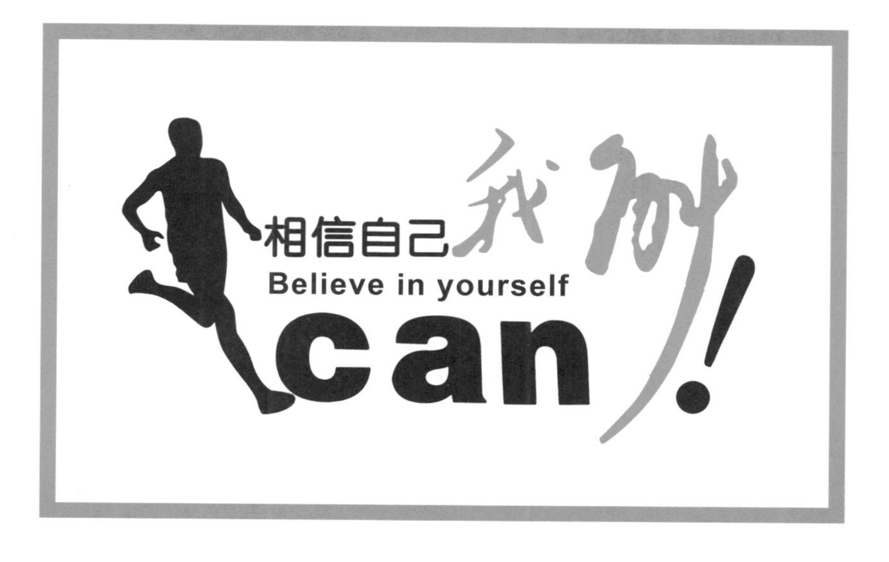
相信自己
Believe in yourself
我能
I can!

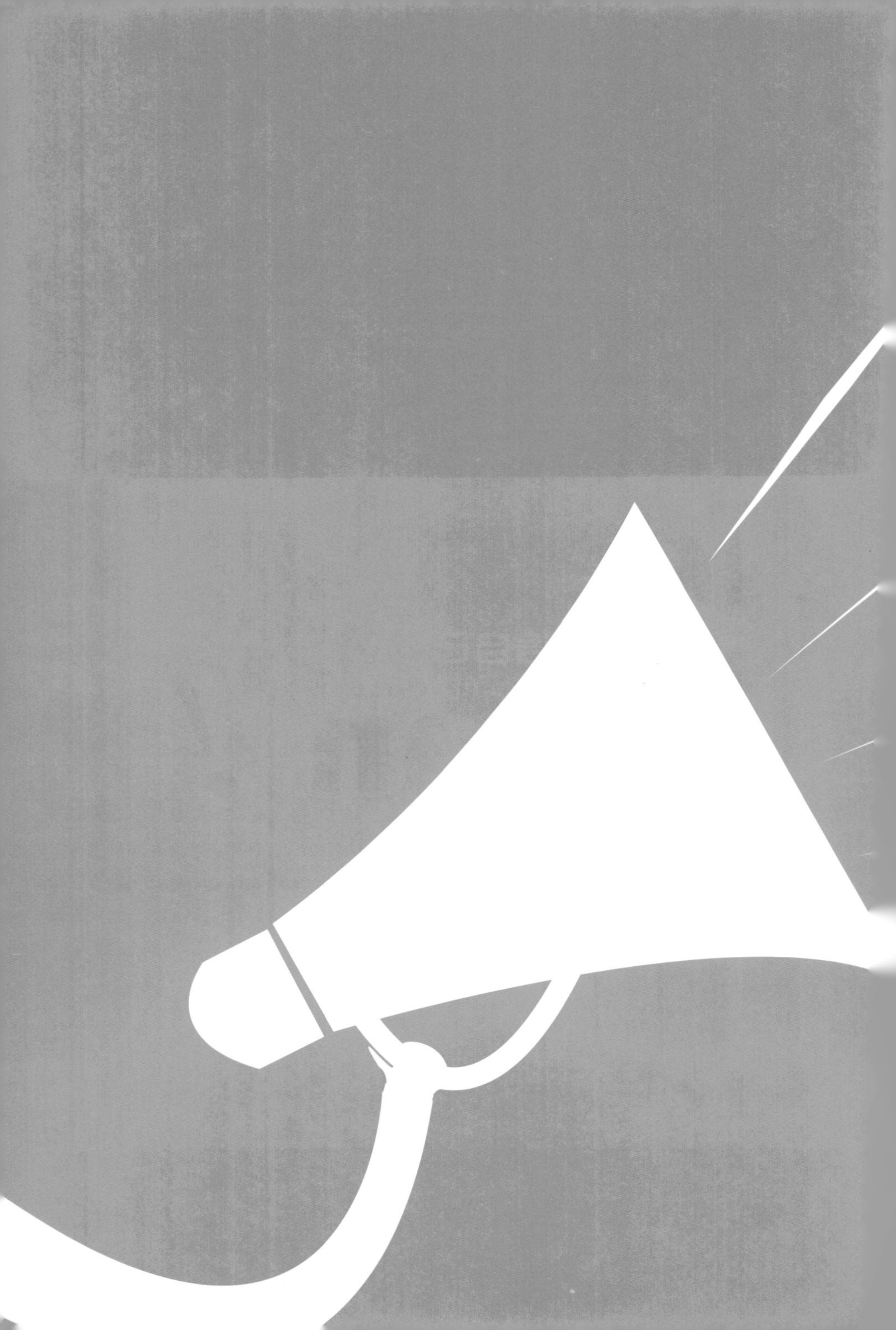

第一部分

减肥的事前准备

立竿见影的减肥操

如果我说，有一项运动，每天锻炼 1 小时，马上减重 1 ~ 2 斤，你会相信吗?

相信很多了解我的胖友们都知道，我发明了一套原地跑步减肥操。原地跑步减肥操，比快走强度大，因此也比快走能消耗更多的卡路里；比跑步强度小，所以比跑步更容易坚持。

每天锻炼 1 小时后体重马上下降 1 ~ 2 斤，这已经得到了数万学员的验证。我测算过，就算是体重 100 斤的女孩，锻炼 1 次也可以减重 1 斤以上，而且体重越高，减重速度越快。

原地跑步减肥操的优势

1. 原地跑步减肥操是一项性价比很高的减脂运动

正常姿态下，腿动起来后，身体的其他部位一般很难保持静止，所以腿部运动充分了，全身也就跟着得到了有效的锻炼。

2. 比起跑步机，原地跑步减肥操更不容易伤膝盖

在家里原地跑步，脚下垫个舒服的垫子或者废旧的被褥，对膝盖几乎没有伤害。所以，无论我们是 200 多斤还是 100 多斤，哪怕体力再差，也完全可以尝试。

3. 不需要器械，不受天气影响，易坚持

很多减肥的胖友非常会给自己找理由，比如“今天下雨了，不能外出跑步了”“健身房那么贵，太不值得了”“马上就天黑了，出去耽误时间”，等等。对于原地跑步减肥操来说，这些理由将不再成立。因为只要人在家里，就完全可以进行。

原地跑步减肥操的练习方法

1. 姿势

关于原地跑步减肥操的姿势，没有严格规定，只要双手摆动的幅度正常即可。保持上身挺直，我是脚尖着地，腿稍微分开一些来跑的。但每个人情况不同，只要自己舒服就可以，完全可以按照自己喜欢的姿势和节奏来。

2. 热身阶段

需要注意的是，刚开始时，跑步速度不要过快，要缓慢平稳地进入状态。最开始跑步的 10 分钟，我把它叫作热身阶段。这一阶段要完成的事情是：调整好心肺的呼吸节奏，调整好步伐的频率，将身体各个部位充分活动开。

只有将准备活动做充分了，接下来 50 分钟的跑步，才能顺利地进行，不会给身体造成危害。

3. 关键之路

当做完了前 10 分钟的准备后，我们就可以找个自己喜欢的节目进行后 50 分钟的关键之路了。说“关键”，因为这 50 分钟能否坚持，决定着减肥能否成功，所以这是考验毅力的关键之战！

感觉累的时候，我们可以放慢速度跑 1 分钟，1 分钟后，继续快速跑来增强心率、增加运动强度。

在原地跑步过程中可以随时根据自身情况来调整速度。

4. 跑步时要点

要想原地跑步减肥操有效果，必须保证连续跑够 1 个小时，且在锻炼中不要随意中断。如果总是锻炼一会儿停止一会儿，那等于一次次重新开始，效果很差。

我在原地跑步时，遇到电话响起，都会用耳机接听或者打开免提，绝不会因为一个电话而让之前的锻炼前功尽弃。

注意：

（1）在做原地跑步减肥操时，如果是在夏天，请关闭空调和窗户。一方面是防止感冒，另一方面是因为在热的环境下，我们更容易把汗出透，也更利于减肥。

（2）如果是冬天，锻炼会加大呼吸量，在室外锻炼，很容易吸进大量灰尘和废气，反而不如在家里健康。如果担心空气不好，可以打开空气净化器。

（3）1周以后，如果原地跑步不觉得累了，就可以开始做新的减肥操了。因为运动需要慢慢增加强度，一直维持一种运动方法，很快就会遇到平台期。

指哪打哪的减肥操

1.瘦胳膊减肥操

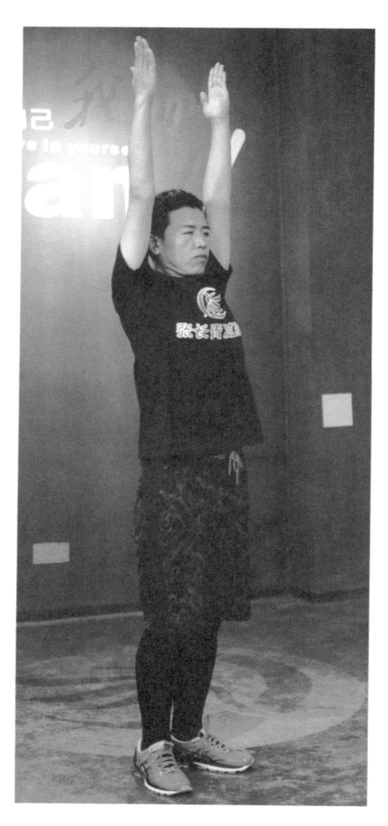

图 1

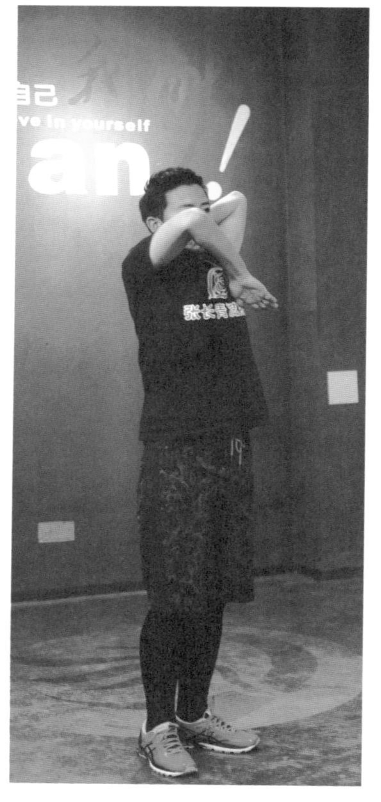

图 2

动作 1
（图1—图4）

原地跑步的同时，双手向上伸直，然后左右手交叉放置于头部的前后方（右手放头前，左手放头后），接着上举双手，最后两手交换位置（左手放头前，右手放头后）。

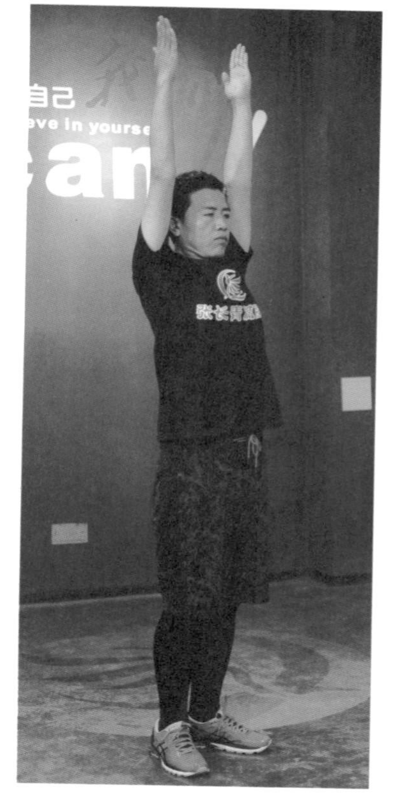

图 3

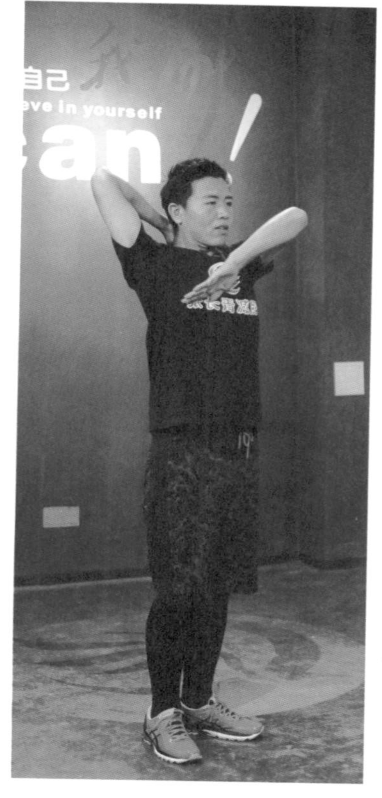

图 4

动作 2

（图5—图6）

原地跑步的同时，双手合十并拢放于脑后，双臂夹紧头部，在夹紧的同时用力上举小臂，可以有效锻炼胳膊的赘肉。

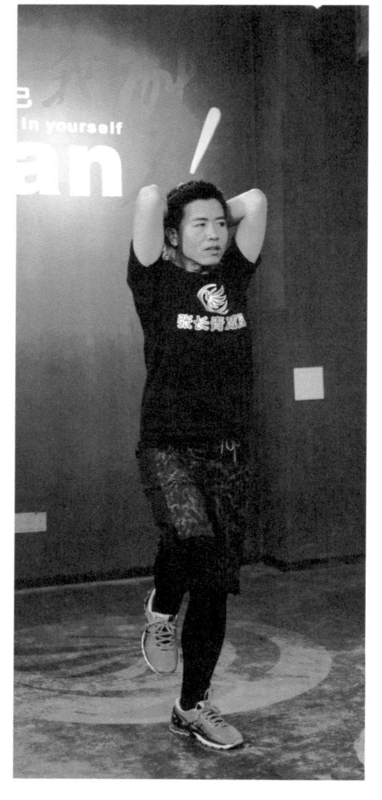

图 5

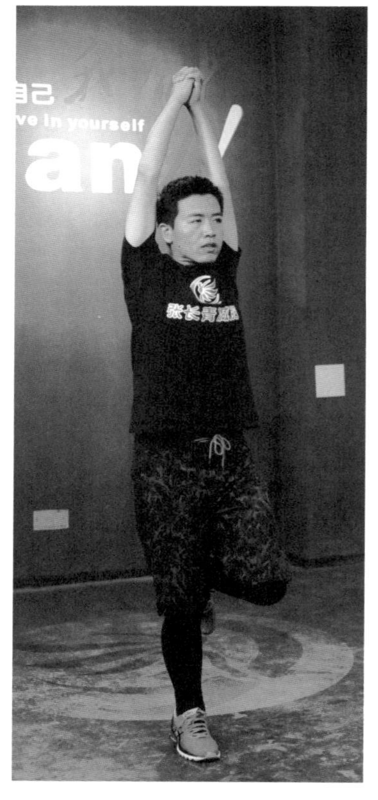

图 6

动作 3
（图7—图8）

原地跑步的同时，双手合十，头枕掌心，肘部并拢放于头前，做扩臂运动。

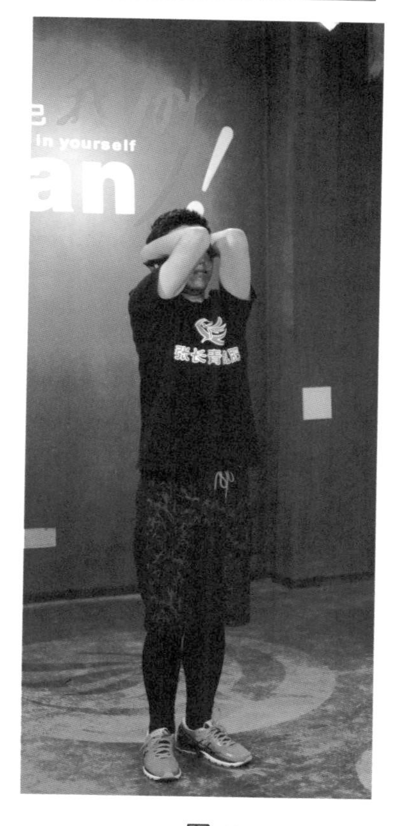

图 7

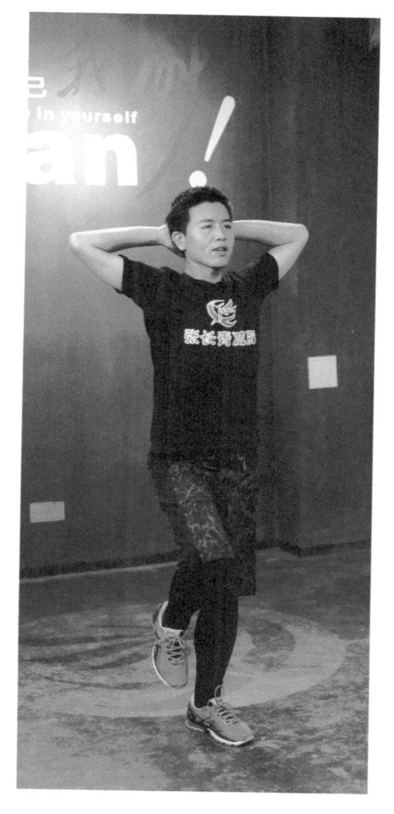

图 8

动作 4

（图9—图10）

原地跑步的同时，双手握拳，在锁骨部位轻微敲打一下，然后快速向上方伸直做v字形，以此反复30~50次。

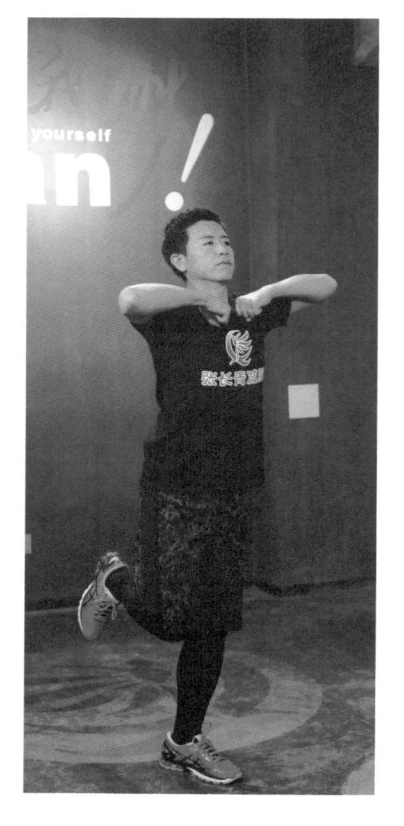

图 9

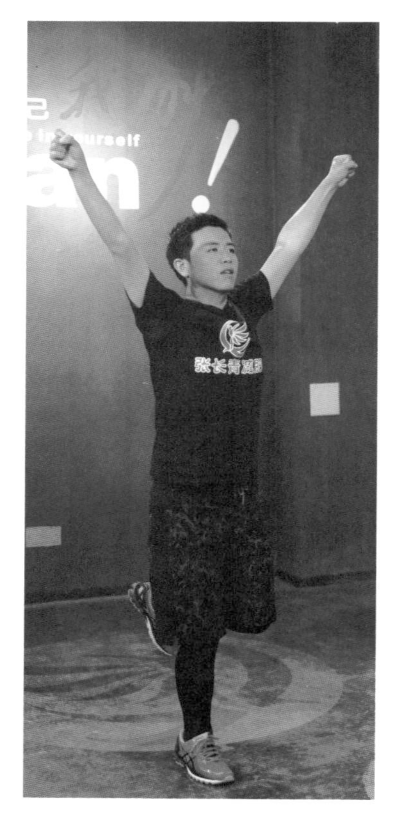

图 10

在原地跑步的同时每个动作做3~5分钟，可以在瘦全身的同时达到紧致双臂的效果，让困扰我们的蝴蝶袖、“拜拜肉”消失。

2.瘦脸减肥操

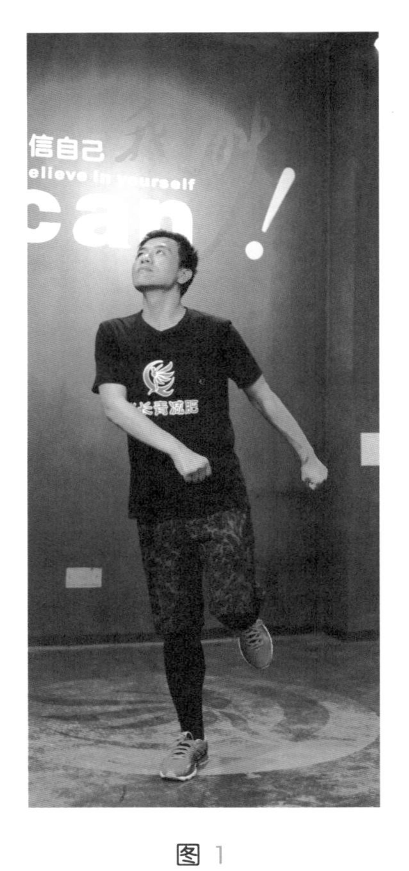

图 1

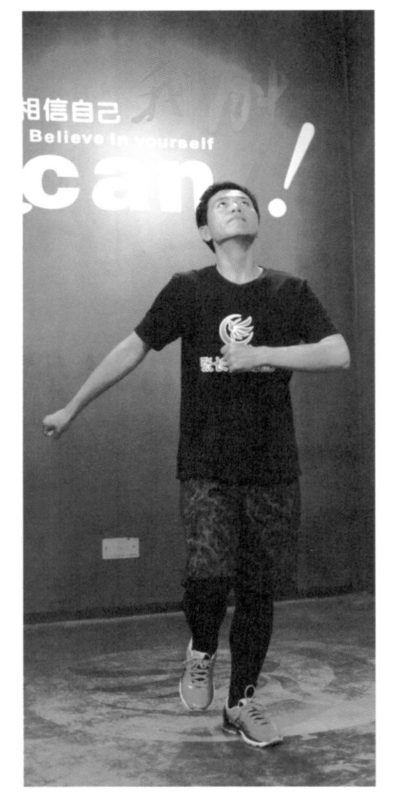

图 2

动作1
（图1—图4）

原地跑步的同时，头向上仰45度，坚持2~3分钟，对脸部赘肉有很好的拉伸效果，尤其对瘦腮部、瘦下巴有很好的功效。

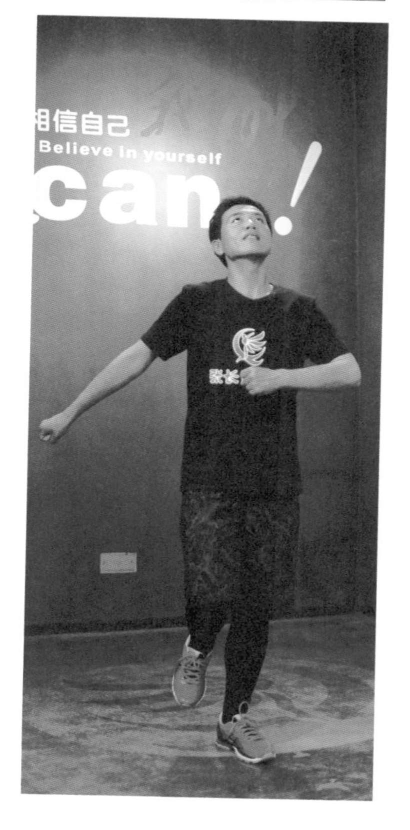

图 3

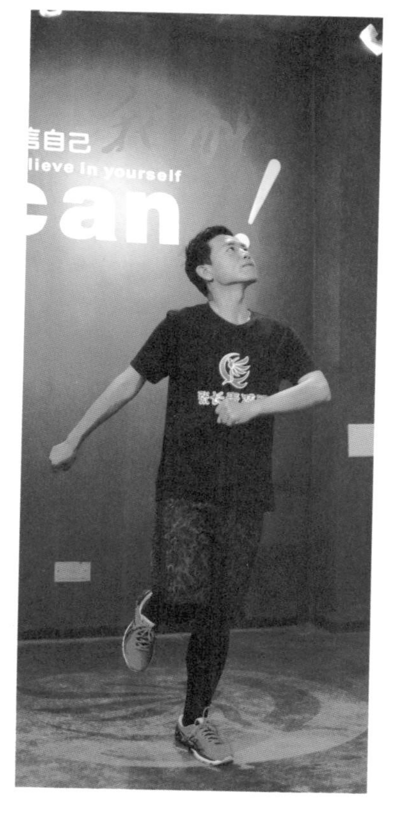
图 4

动作2
（图5—图6）

原地跑步的同时，双手轻微敲打自己的脸部下方，可以促进脸部血液循环，让脸部更紧致。

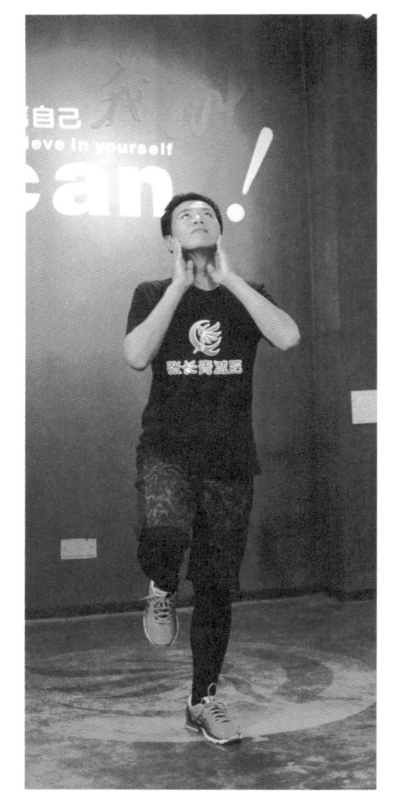

图 5

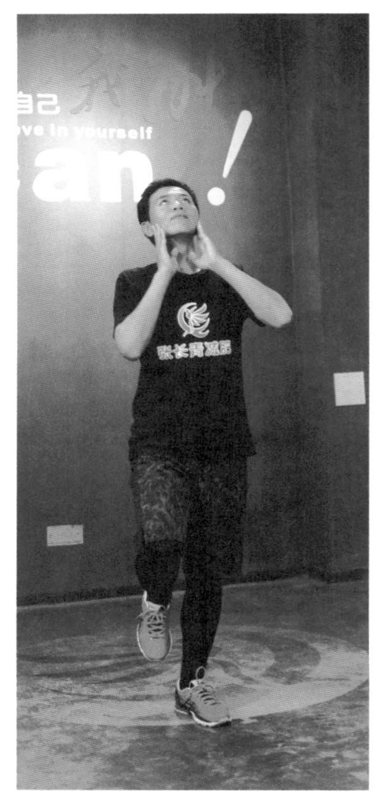

图 6

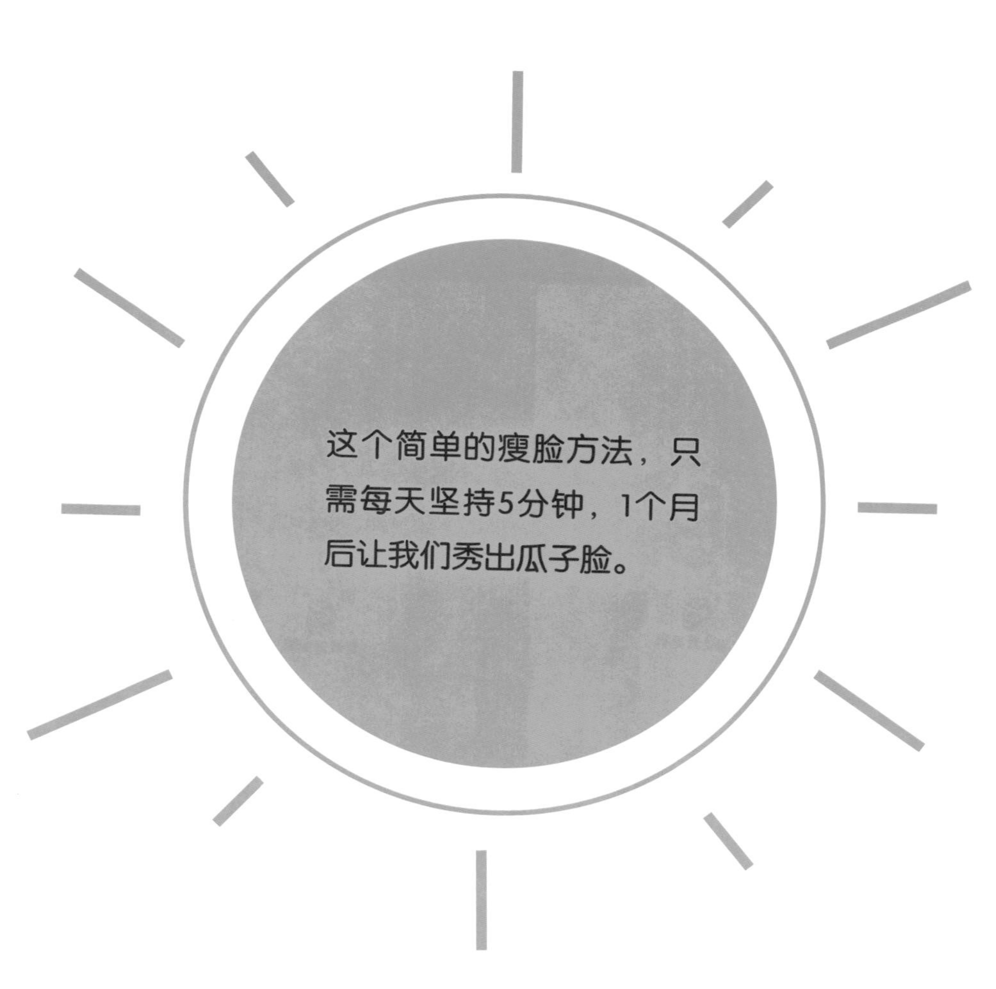
这个简单的瘦脸方法，只
需每天坚持5分钟，1个月
后让我们秀出瓜子脸。

3.瘦腿减肥操

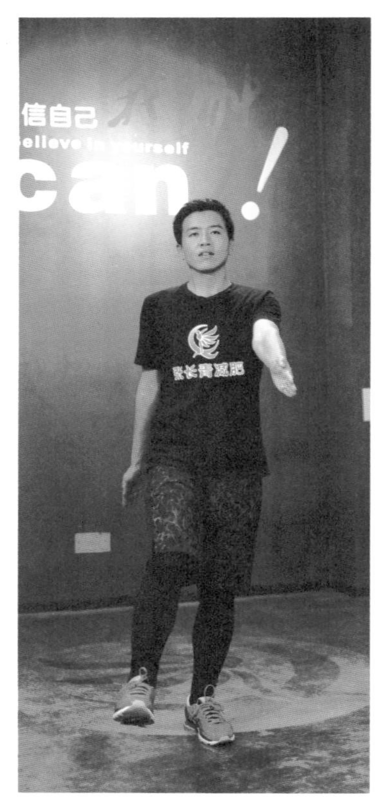

图 1

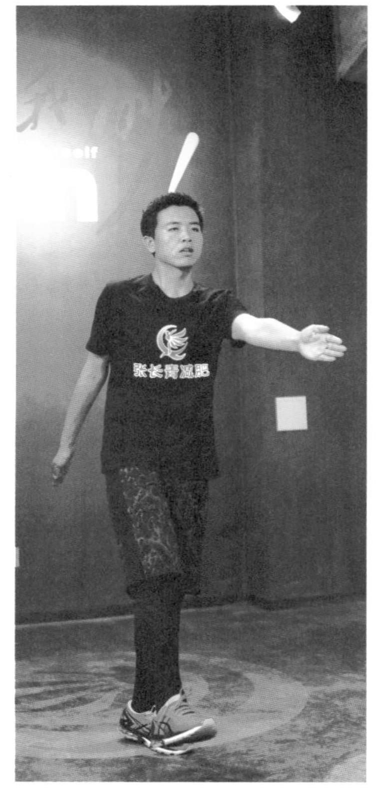

图 2

动作1
（图1—图4）

双腿依次向前踢，双手也跟随着腿部向前后摆动起来。

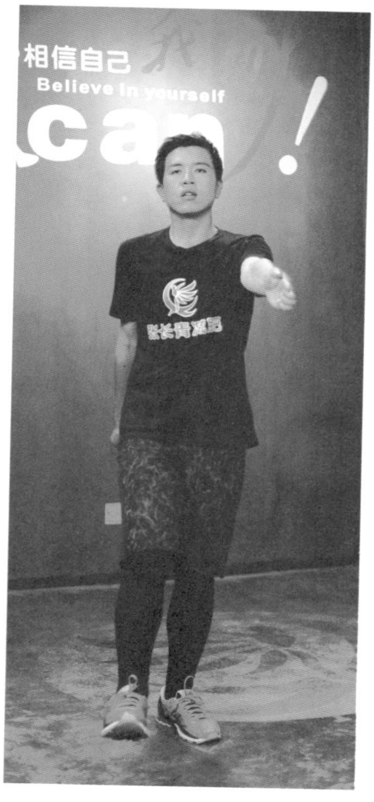

图 3

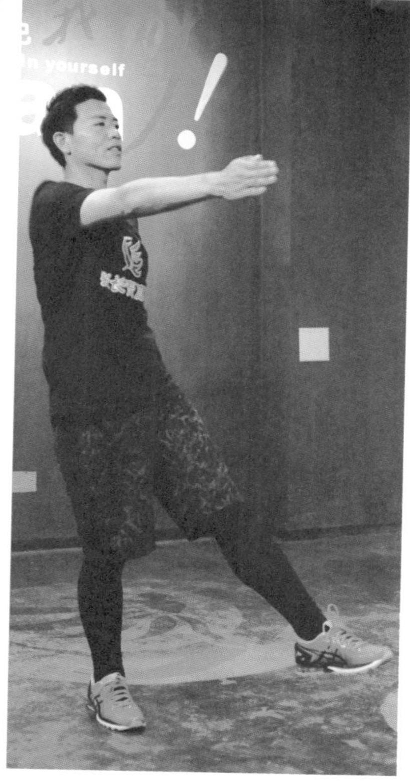

图 4

动作2
（图5—图6）

双腿依次向左右踢，双手也跟随着腿部向左右摆动起来。

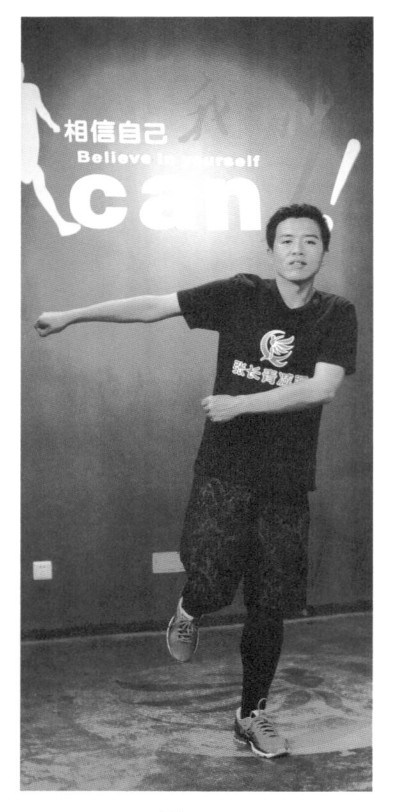

图 5

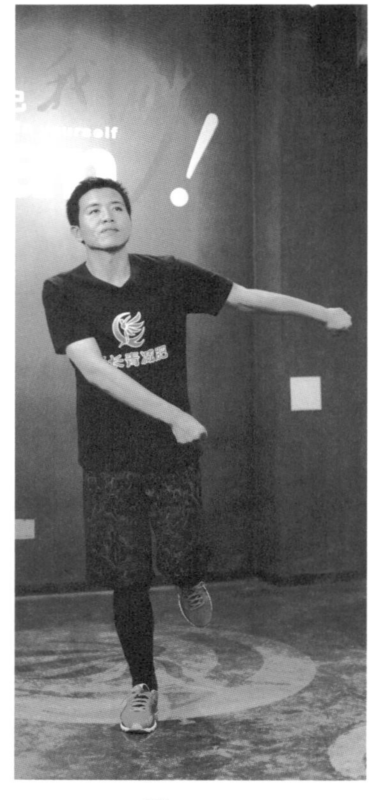

图 6

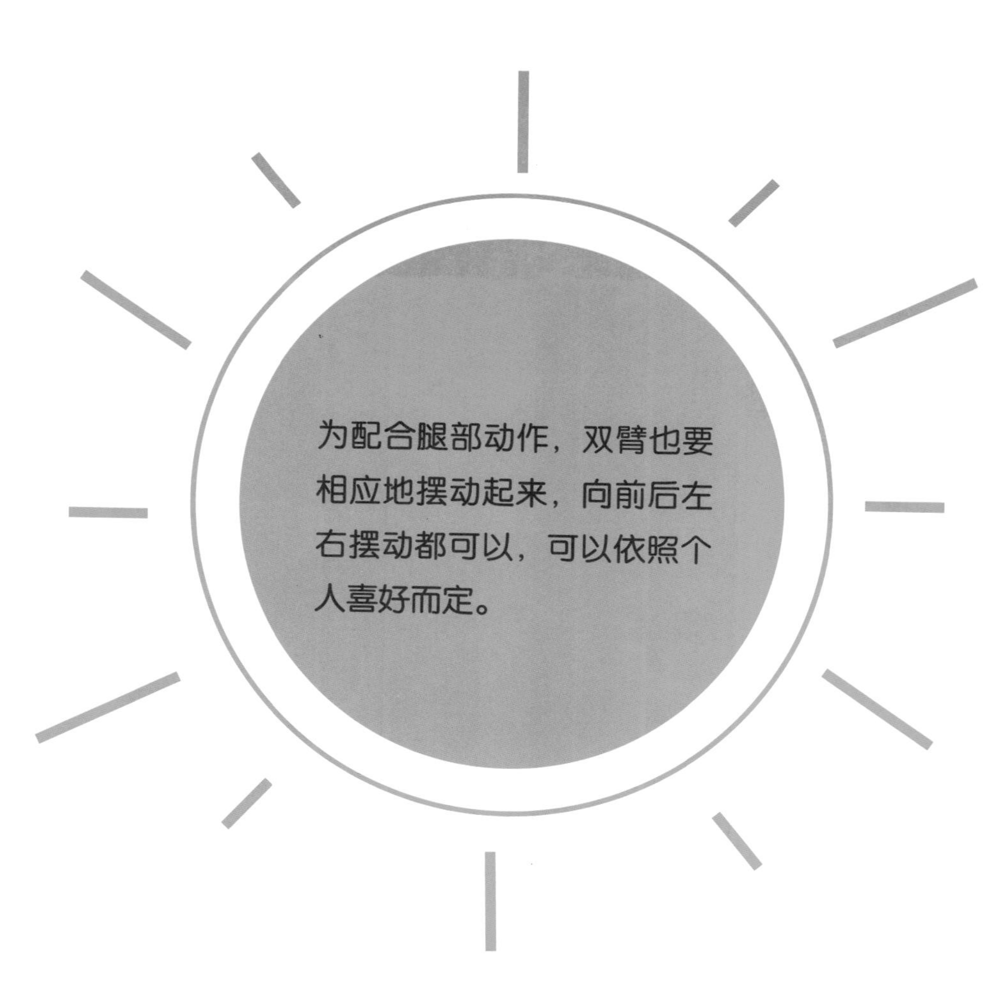
为配合腿部动作，双臂也要
相应地摆动起来，向前后左
右摆动都可以，可以依照个
人喜好而定。

4.瘦腰减肥操

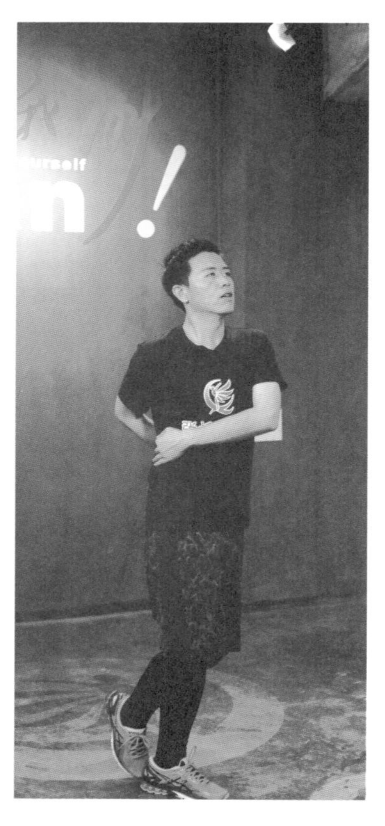

图 1

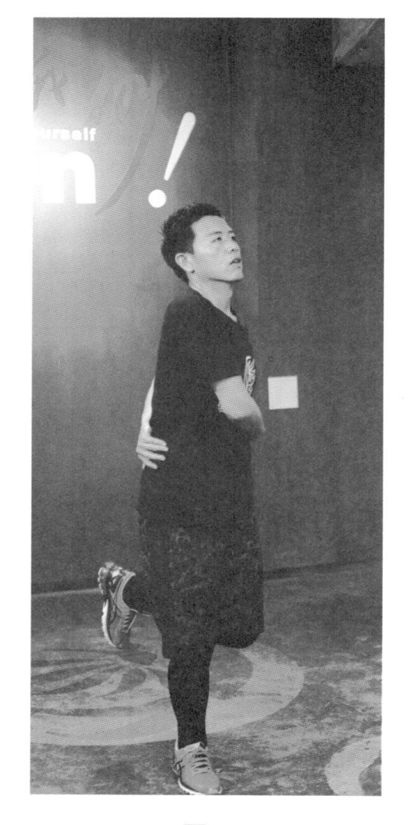

图 2

动作1
（图1—图4）

原地扭腰跑，也就是原地跑步的同时，手随着腰部的扭动而动（左手摸着右腋下侧面，右手摸着左腋下侧面）。

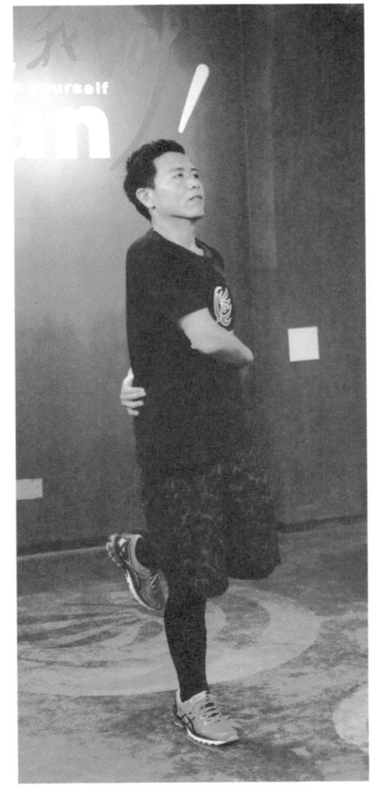

图 3

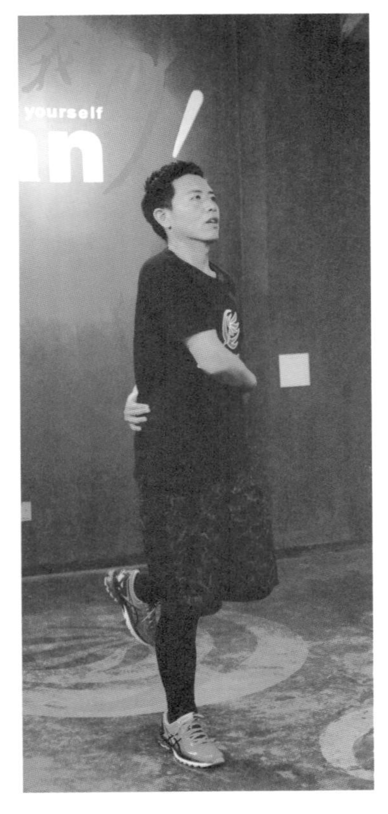

图 4

动作2

（图5—图6）

挺胸抬头，在原地跑步的同时，双手在后背交叉，然后双手向左右两侧伸直，这种方法对腹部有很好的锻炼效果。

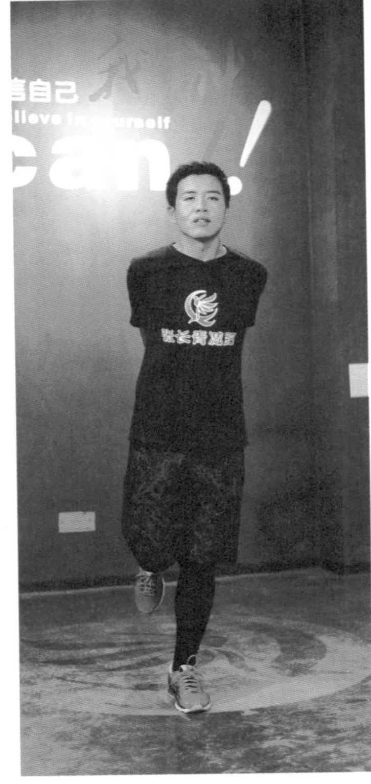

图 5

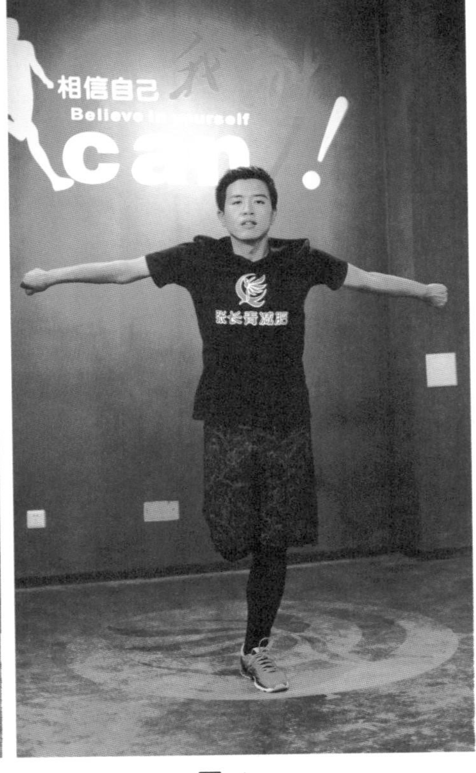

图 6

动作3
（图7—图9）

原地跑步的同时，双手握拳向左右伸直，然后双手画圆圈状摆动，对锻炼腰腹侧面的赘肉有很好的效果。

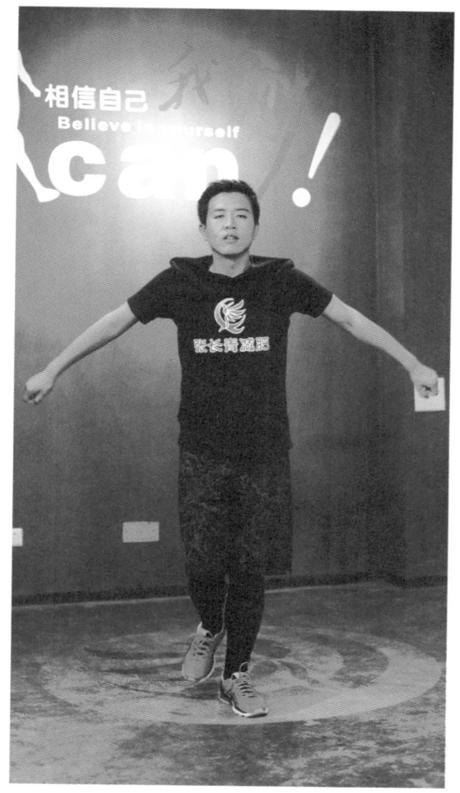

图 7

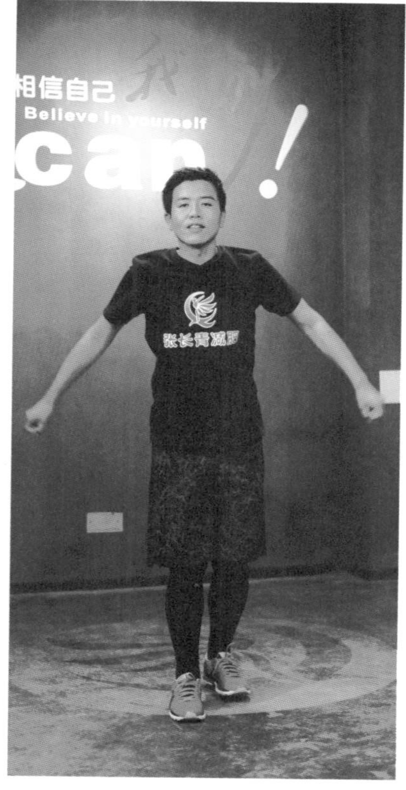

图 8

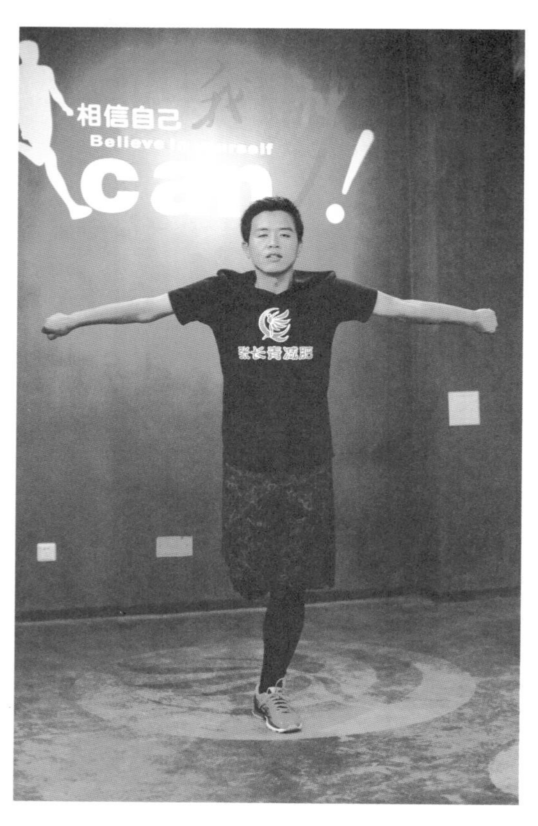

图 9

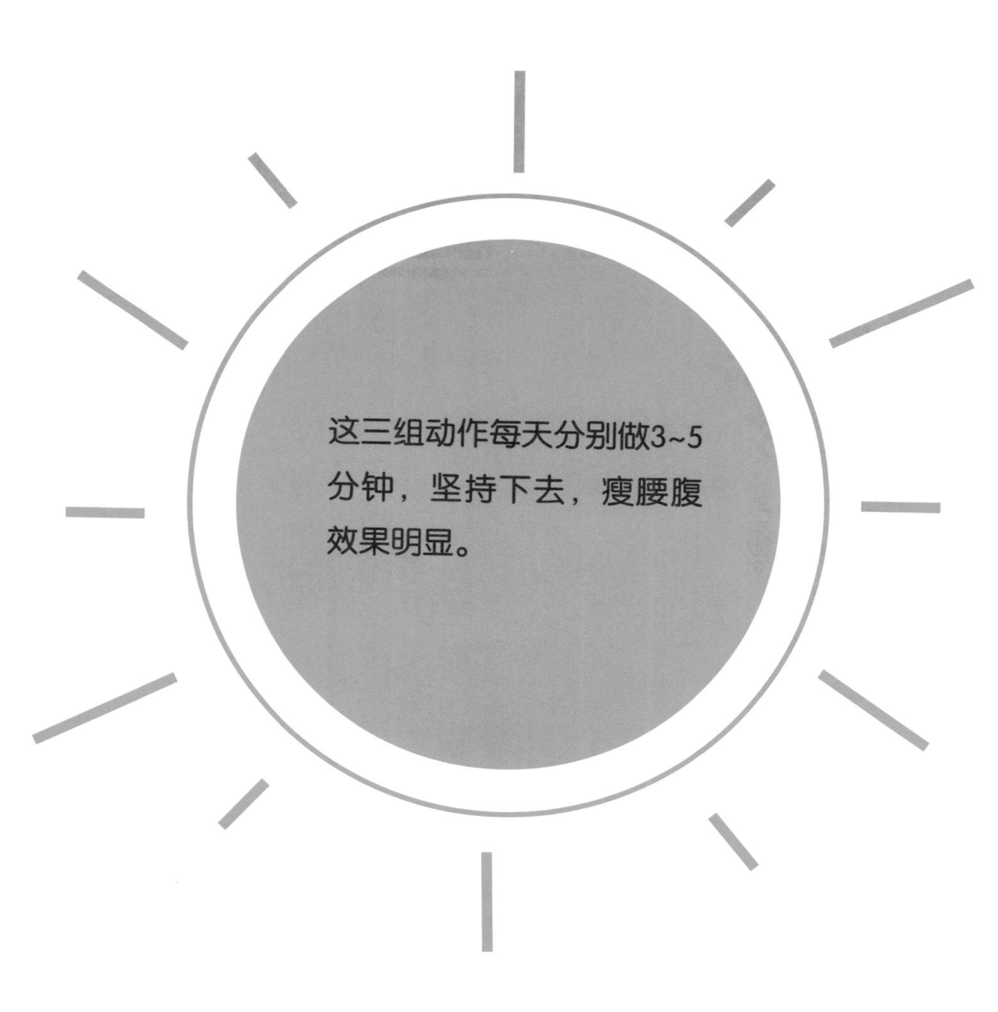
这三组动作每天分别做3~5
分钟，坚持下去，瘦腰腹
效果明显。

以上提到的5种减肥操，

只是我创立的众多减肥操中的一部分，

朋友们如果感兴趣，

可以搜索我更多的减肥操来练习。

在减肥过程中，最重要的不是动作标准，

而是能够坚持！

张长青陪你一起，

50天减掉50斤！

制订一个减肥计划

当学会了基本的减肥动作，我们就要为接下来的 50 天做一个减肥计划了。每天锻炼 1 小时，50 天减 50 斤，一点儿都不难。准备好了，那就来吧！

第一步：设定一个终极目标

思考并写下自己想减肥的原因，可以是希望自己更健康、更闪耀、更漂亮，也可以是希望在即将到来的婚礼上能够穿上好看的礼服。总之，只要想，就可以把它写下来。如果愿望足够强烈，我们一定会很快实现它。

第二步：给自己的目标定个量

设定了终极目标，也需要一步步脚踏实地地努力才能成功。我们既要用长期目标来激励自己，也要有一个可量化的目标来稳步推进。比如现在的体重是 150 斤，如果 100 斤是标准体重，那么我们的可量化目标就是减重 50 斤。

第三步：计算减肥周期和短期目标

正常来讲，每周减重 1~3 斤是比较容易做到的。我们可以先测算自己第 1 周的减重斤数，乘以 4 就是 1 个月的减重斤数。如果我们每周可以减重 3 斤，最终目标是减重 50 斤，那么可能需要 4 个月才能达成所愿。如果只有 50 天时间，想减重 50 斤，那么也就意味着每周至少减重 7 斤。当然我们必须明白，减重并不是每天减掉一样的重量，只是给胖友们介绍一种大致的判断方法。

总的来说，只要我们实现了一个阶段性目标，就可以奖励自己一下。我觉得每瘦 10 斤都是非常值得奖励的。

第四步：减肥日记不可少

用写日记的方式记录下减肥过程非常有必要，这样做可以督促我们每天坚持锻炼不松懈，暴露出减肥过程中的问题，以便总结经验和教训，还会给自己的减肥过程增加不少快乐和成就感。

记录的方式可以是我们喜欢的任何方式，如果想私密一点，可以用日记本记下来；如果想跟朋友们分享，可以选择朋友圈和微博。无论哪种方式，都要认真对待，切不可三天打鱼，两天晒网。

接下来请认真写下：

我的减肥目标：

一旦定下了目标，就要好好执行，
此刻距我们梦想的达成，只有 50 天而已！
从今天开始，哪怕再忙，每天也要抽出 1 个小时，
记得，减肥路上我就是大家最好的陪伴！

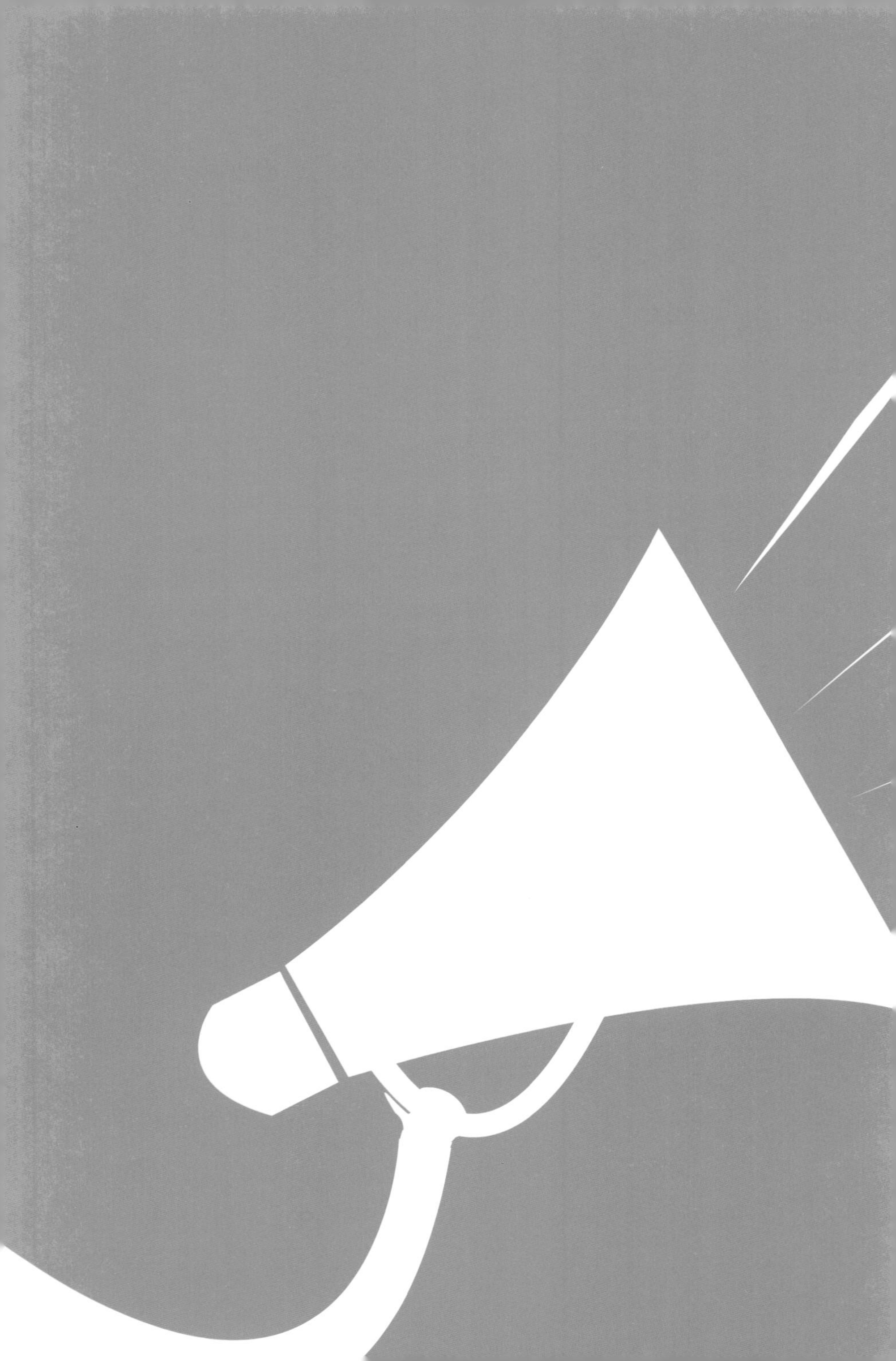

第二部分

50天打卡逆袭人生

减肥打卡第 1 天

<table>
<tr><td colspan="2">起床时间</td><td colspan="2"></td><td colspan="3">起床体重（千克）</td><td></td></tr>
<tr><td colspan="2">入睡时间</td><td colspan="2"></td><td colspan="3">入睡体重（千克）</td><td></td></tr>
<tr><td colspan="8">饮食</td></tr>
<tr><td>早餐</td><td>加餐</td><td>午餐</td><td colspan="2">加餐</td><td>晚餐</td><td colspan="2">总摄入量（千卡）</td></tr>
<tr><td></td><td></td><td></td><td colspan="2"></td><td></td><td colspan="2"></td></tr>
<tr><td colspan="8">运动</td></tr>
<tr><td colspan="2">有氧运动</td><td colspan="2">无氧运动</td><td rowspan="2" colspan="4">总消耗量（千卡）</td></tr>
<tr><td>项目</td><td>时间（小时）</td><td>项目</td><td>时间（小时）</td></tr>
<tr><td></td><td></td><td></td><td></td><td colspan="4"></td></tr>
<tr><td colspan="8">今日心得</td></tr>
<tr><td colspan="8"></td></tr>
</table>

长青有话说

胖，是对自己健康和形象的不负责任，是对家人的不负责任。胖友们也许不知道，我们的父母、亲人是多么希望我们瘦下来，不再担心我们每天会因为肥胖遇到挫折或遭遇疾病。

减肥小贴士：你是真的胖吗

很多人对于自己是否肥胖没有一个客观的认识，只是凭着主观印象来衡量。其实目前国际上有一个通用的、衡量人体胖瘦程度的标准，就是身体质量指数，也被称为 BMI 指数。

$$\text{BMI 指数} = \frac{\text{体重（千克）}}{\text{身高}^2\text{（米}^2\text{）}}$$

如果你手边有纸和笔，赶快来算一下自己的 BMI 指数吧。

BMI 指数小于 18.5

意味着你体重过低，需要进行适当的增重及疾病筛查，毕竟体重过低也是不健康的。

BMI 指数在 18.5~24

恭喜你，你的体重在正常范围内，意味着不胖不瘦，身材刚刚好。

BMI 指数在 24~27

那我可得给你提个醒，你已经有发福的趋势了，平常应多注意一下饮食和运动，尽量让自己的 BMI 指数回归正常。

BMI 指数在 27~30

说明你已经轻度肥胖了，这时候你会发现，只要自己稍微一运动就会累，记忆力开始下降，身体局部肥胖，有可能腰腹部赘肉已经开始凸显了。

BMI 指数大于 30 或 40

就说明你已经处于中度或重度肥胖范围了，你会发现自己特别怕热，睡眠时严重打鼾，更有甚者会出现呼吸暂停，想一想真是太可怕了！

如图所示：

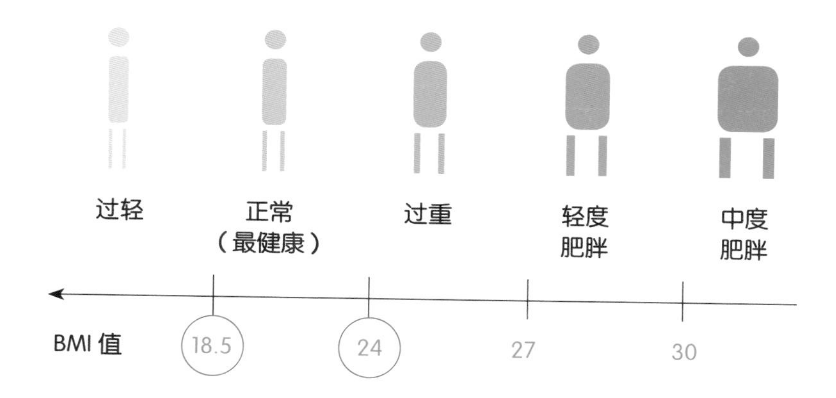

减肥打卡第 2 天

<table>
<tr><td colspan="2">起床时间</td><td colspan="2"></td><td colspan="2">起床体重（千克）</td><td></td></tr>
<tr><td colspan="2">入睡时间</td><td colspan="2"></td><td colspan="2">入睡体重（千克）</td><td></td></tr>
<tr><th colspan="7">饮食</th></tr>
<tr><td>早餐</td><td>加餐</td><td>午餐</td><td>加餐</td><td>晚餐</td><td colspan="2">总摄入量（千卡）</td></tr>
<tr><td></td><td></td><td></td><td></td><td></td><td colspan="2"></td></tr>
<tr><th colspan="7">运动</th></tr>
<tr><td colspan="2">有氧运动</td><td colspan="2">无氧运动</td><td colspan="3" rowspan="2">总消耗量（千卡）</td></tr>
<tr><td>项目</td><td>时间（小时）</td><td>项目</td><td>时间（小时）</td></tr>
<tr><td></td><td></td><td></td><td></td><td colspan="3"></td></tr>
<tr><th colspan="7">今日心得</th></tr>
<tr><td colspan="7"></td></tr>
</table>

长青有话说

与其在自怨自艾中虚度年华，不如去做有意义的事。当你满头大汗向目标前进时，别人可能不能理解这一路的艰辛，我却知道，这是你对美好生活的炽烈赞歌。

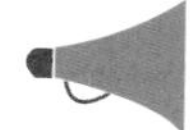

减肥小贴士：常见的错误减肥法

很多人减肥，都想走一步到位、轻松舒坦的方式，因此会尝试各种各样不需要努力付出的减肥方法。殊不知，这其中隐藏着很多风险。

1. 减肥药的副作用

芬芬：容易导致胃口差，没有食欲。

番泻叶：容易导致腹泻。

麻黄素：容易导致心慌心悸、失眠、眩晕。

利尿剂：容易导致尿频尿多、低血压、眩晕。

西布曲明：容易导致记忆力受损、血压升高、心率增快。

安非他命：容易成瘾。

2. 器械减肥的弊端

各种打着“高科技减肥”的器械减肥产品，实际上并没有引发肌肉主动收缩来消耗脂肪，因为没有热量消耗，所以并不能真正意义上达到减肥效果。

3. 中医针灸减肥的弊端

针灸减肥以调节人体代谢和内分泌来促进脂肪分解，见效较慢。若针器消毒不当，刺入点不准确，容易引发其他疾病，因此必须到正规医院就诊。

4. 节食的危害

节食减肥虽然很常见，但并不是一种健康的减肥方式。节食会导致体内优质蛋白和维生素不足，影响基础代谢率，威胁人体健康。而且对于胖友们来说，节食减肥最大的缺点就是极易反弹。代餐虽然热量较低，但是营养成分也少，长期食用容易导致营养不良。

胖友们在面对市场上层出不穷的减肥方法时，一定要先想明白自己为什么减肥。若是为了美好生活而减肥，一定要坚持以健康为主的原则，危害健康的减肥方法坚决不用，对自己的健康负责，才是对自己的家人负责。

减肥打卡第 3 天

<table>
<tr><td colspan="2">起床时间</td><td colspan="2"></td><td colspan="2">起床体重（千克）</td><td></td></tr>
<tr><td colspan="2">入睡时间</td><td colspan="2"></td><td colspan="2">入睡体重（千克）</td><td></td></tr>
<tr><th colspan="7">饮食</th></tr>
<tr><td>早餐</td><td>加餐</td><td>午餐</td><td>加餐</td><td>晚餐</td><td colspan="2">总摄入量（千卡）</td></tr>
<tr><td></td><td></td><td></td><td></td><td></td><td colspan="2"></td></tr>
<tr><th colspan="7">运动</th></tr>
<tr><td colspan="2">有氧运动</td><td colspan="2">无氧运动</td><td colspan="3" rowspan="2">总消耗量（千卡）</td></tr>
<tr><td>项目</td><td>时间（小时）</td><td>项目</td><td>时间（小时）</td></tr>
<tr><td></td><td></td><td></td><td></td><td colspan="3"></td></tr>
<tr><th colspan="7">今日心得</th></tr>
<tr><td colspan="7"></td></tr>
</table>

长青有话说

以前，我干什么都凭兴趣，从来没有挑战过自己的极限。这次减肥，就当作对自己的一个全新的锻炼，而结果就有可能是送给自己的最珍贵的礼物——坚定的意志与迷人的身材。

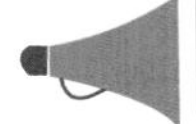

减肥小贴士：趋势判断——你是在变胖还是在变瘦

如果你想减肥，了解自己每天的热量消耗是非常有必要的，它可以作为你每日摄入热量的指示灯，指导你一天天瘦下来。要想计算热量消耗，有两个变量需要了解。

1. 基础代谢率（BMR）

基础代谢率指的是一个人在静止不动的状态下，身体维持生命所需的最低热量所需要消耗的卡路里数。举个简单的例子，假设一个人的基础代谢率是 1300 千卡，那么就算他一整天什么也没做，只是睡觉，那么他也会消耗掉 1300 千卡。

基础代谢率是可以计算的，计算公式是：

♂ 男性基础代谢率（每日消耗的卡路里）=

66+［13.7× 体重（千克）］+［5× 身高（厘米）］–（6.8× 年龄）

♀女性基础代谢率（每日消耗的卡路里）=
655 + [9.6 × 体重（千克）] + [1.7 × 身高（厘米）] – （4.7 × 年龄）

2. 工作生活类型数值

工作生活类型是一个变量，根据不同的工作生活运动量，分为不同的数值。

工作生活运动量	工作生活类型数值
长时间坐办公室、教室，很少运动或几乎不运动	1.2
偶尔运动，每周大约运动 1~3 次	1.3
喜欢运动，经常去健身房或者户外运动，一周约运动 3~5 次	1.5
喜欢运动，每周运动 6~7 次	1.7
专业运动员，或工作生活需要大量劳动	1.9

工作生活类型数值并不是越高越好或者越低越好，对于大多数人来说，只要把这个数值保持在 1.5 左右，即每周运动 3~5 次，就是不错的状态。

我们计算出自己的基础代谢率，并通过对比得到工作生活类型指数，就可以计算自己每天的消耗热量了。

每日消耗热量 = 基础代谢率 × 工作生活类型数值

3. 如何判断你将瘦下来还是胖上去

想判断一个人是要变瘦还是变胖，就要看他每日摄入的热量和消耗的热量哪个更多。

每日摄入热量 – 每日消耗热量 = 当日留存热量

如果每日留存热量长期为正值，就意味着体内的热量在不断累积，多余的热量势必会囤积在体内，形成脂肪，长此以往，想不胖都难。

如果每日留存热量长期为负值（注意不要过度），就意味着体内的热量在不断减少，脂肪也会随之被消耗掉，那么恭喜你又瘦了一点。

减肥打卡第 4 天

<table>
<tr><td>起床时间</td><td colspan="2"></td><td colspan="2">起床体重（千克）</td><td></td></tr>
<tr><td>入睡时间</td><td colspan="2"></td><td colspan="2">入睡体重（千克）</td><td></td></tr>
<tr><th colspan="6">饮食</th></tr>
<tr><td>早餐</td><td>加餐</td><td>午餐</td><td>加餐</td><td>晚餐</td><td>总摄入量（千卡）</td></tr>
<tr><td></td><td></td><td></td><td></td><td></td><td></td></tr>
<tr><th colspan="6">运动</th></tr>
<tr><td colspan="2">有氧运动</td><td colspan="2">无氧运动</td><td colspan="2" rowspan="2">总消耗量（千卡）</td></tr>
<tr><td>项目</td><td>时间（小时）</td><td>项目</td><td>时间（小时）</td></tr>
<tr><td></td><td></td><td></td><td></td><td colspan="2"></td></tr>
<tr><th colspan="6">今日心得</th></tr>
<tr><td colspan="6"></td></tr>
</table>

长青有话说

基础代谢率就像身体里的一台小马达，无时无刻不在帮我们燃烧体内的热量。

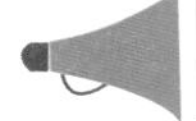

减肥小贴士：如何提高减肥效率

基础代谢率高的人，减脂效果更好，会比其他人更容易瘦，减肥的效率自然就高。提高基础代谢率的方法有很多，我简单为胖友们介绍几点。

1. 增加运动量

无论多大年纪、是否肥胖，运动都是每个人必须经常做的功课。只要运动了，不管运动质量如何，都会加速基础代谢率。日常步行就是简单有效的运动方式。

2. 深呼吸

呼吸是为了把新鲜的氧气送进肺部，经由气体交换，再把不需要的废物和废气排出体外，达成净化血液、促进代谢与循环的功效。如果我们经常做深呼吸，氧气在肺部的作用时间长，氧气的供给量大，体内的废物和废气排出量就会增多，基础代谢率也会相应提升。

3. 吃早餐

吃早餐比不吃早餐的人减肥效率更高。晚上睡觉时，我们的基础代谢率很低，只有通过摄入足够的热量尤其是蛋白质，才可以让它上升。基础代谢率得到回升，才可以帮我们燃烧热量。所以，早上起来后的第一餐很关键。

4. 适量饮水

很多减肥方法都告诉我们不光要控制吃还要控制喝，甚至连喝水都要限制。可是减肥减的是脂肪并不是水分，水可以促进肠胃蠕动，帮助排出体内毒素和废物，是人体代谢不可缺少的物质。

5. 保持充足的睡眠

每天睡得太少会影响基础代谢率。保证每天晚上 11 点到次日凌晨 5 点这段时间的深度睡眠，会让身体增强基础代谢能力，让我们瘦得更快。

6. 热水泡脚

热水泡脚也是提高基础代谢率的有效方法。每天晚上锻炼后用 40℃的热水泡脚 20 分钟以上，可以有效缓解疲劳，提高基础代谢率。

减肥打卡第 5 天

起床时间		起床体重（千克）				
入睡时间		入睡体重（千克）				
饮食						
早餐	加餐	午餐	加餐	晚餐	总摄入量（千卡）	
运动						
有氧运动		无氧运动		总消耗量（千卡）		
项目	时间（小时）	项目	时间（小时）			
今日心得						

长青有话说

减肥三分靠运动，七分靠饮食，二者缺一不可。只拼命运动不在乎饮食不可取，只控制饮食一点儿也不运动照样不行。

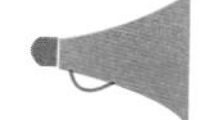

减肥小贴士：哪些食物让你越吃越瘦

人们在控制体重的过程中常常会陷入误区，比如有人靠节食来减肥，有人寄希望于药物。其实，有一种更舒适的减肥方法，那就是吃。

胖友们在平衡饮食的前提下，可以适当增加鸡蛋、豆类和牛奶的摄入量，这样既有助于控制体重，又有助于减少患各种疾病的风险。因为这些食物中含有优质的蛋白质，众所周知，低脂、低碳水化合物而富含蛋白质的饮食可以有效地帮助人们控制体重。

还有一些食物，吃起来就更加不用担心会增加热量，因为它们的名字就叫作负卡路里食物。负卡路里食物并不是指卡路里为负数的食物，而是指一些低卡路里或者纤维含量较高的食物。

举个例子帮助大家理解：
你吃了一个苹果，身体摄入了 80 千卡的热量，吃完了苹果身体得消化吧，消化就需要动用你的肠胃来进行食物分解。肠胃要干活，就要给它能量它才有力气，这一算账，天啊，消化一个 80 千卡的苹果，居然用了我 100 千卡的能量，还“赔”了 20 千卡。

“赔”的这部分热量，就是由身体里原本储存的能量来提供的。所以，负卡路里食物能让热量入不敷出，在吃饱的同时，还能帮助消耗体内贮存的脂肪。

负卡路里食物并不神秘，有些很常见，比如以下食物，就是负卡路里食物。

蔬菜：黄瓜、西红柿、西兰花、南瓜、西芹等。

水果：苹果、香蕉、木瓜、柠檬、奇异果等。

坚果：栗子、松果、核桃等。

虽说这类食物有利于减肥，但理论上说，如果长期只食用负卡路里食物，容易造成营养不足。而且部分负卡路里食物比如西兰

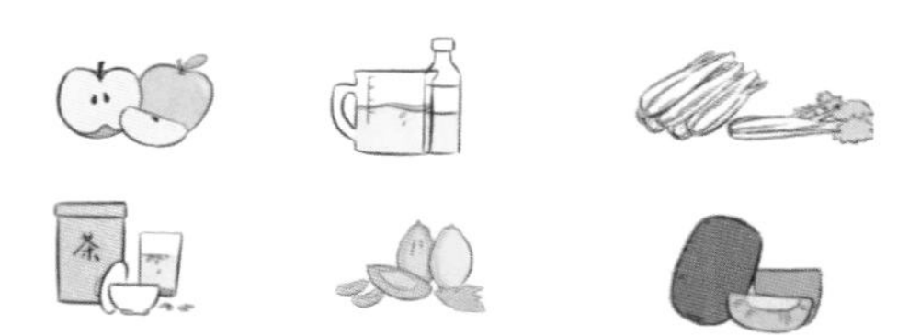

花，比较难消化，长期食用会加重肠胃负担，甚至损伤肠胃。因此，并不建议大家在减肥期间只吃负卡路里食物，应做到均衡膳食、健康饮食。

减肥打卡第 6 天

<table>
<tr><td colspan="2">起床时间</td><td colspan="2"></td><td colspan="2">起床体重（千克）</td><td colspan="2"></td></tr>
<tr><td colspan="2">入睡时间</td><td colspan="2"></td><td colspan="2">入睡体重（千克）</td><td colspan="2"></td></tr>
<tr><th colspan="8">饮食</th></tr>
<tr><td>早餐</td><td>加餐</td><td colspan="2">午餐</td><td>加餐</td><td colspan="2">晚餐</td><td>总摄入量（千卡）</td></tr>
<tr><td></td><td></td><td colspan="2"></td><td></td><td colspan="2"></td><td></td></tr>
<tr><th colspan="8">运动</th></tr>
<tr><td colspan="3">有氧运动</td><td colspan="4">无氧运动</td><td rowspan="2">总消耗量（千卡）</td></tr>
<tr><td>项目</td><td colspan="2">时间（小时）</td><td colspan="2">项目</td><td colspan="2">时间（小时）</td></tr>
<tr><td></td><td colspan="2"></td><td colspan="2"></td><td colspan="2"></td><td></td></tr>
<tr><th colspan="8">今日心得</th></tr>
<tr><td colspan="8"></td></tr>
</table>

长青有话说

减肥过程很苦，有时候意志稍一放松、信心稍一动摇就有可能前功尽弃。但这都没有关系，哪个婴儿学走路时，不摔上几跤呢？

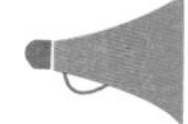

减肥小贴士：为什么拼命运动也没瘦

我经常在电视节目里说："我的减肥有四大秘诀——管住嘴，迈开腿，不吃夜宵，多喝水。"

为什么这么说呢？因为管住嘴就能控制住热量的摄入，迈开腿就能增加热量的消耗，二者相辅相成，缺一不可。如果拼命运动而不瘦，那我认为你一定是吃多了。

很多人经常抱怨："我也很想减肥，可就是控制不住嘴，看到好吃的就忍不住，而且只是多吃一点点而已，应该不要紧吧？"这种思想是非常不利于减肥的。从我多年指导学员减肥的经验来看，凡是能减肥成功的朋友，基本都能做到合理饮食。

对于减肥，我倡导的是合理饮食而不是节食。在我的减肥营里，学员们的问题十之八九都是和饮食相关的，比如西瓜能不能吃、牛肉汤能不能喝等。我告诉大家，任何东西都是可以吃的，关键在于怎么吃。

如果你本身就偏爱蔬菜、水果这种低油、低脂的食物，那恭喜你，你只需要增加运动量、养成良好的运动习惯，就能达到减肥的目的。如果你喜欢的是甜食、煎炸类、高脂肪类食物，那么我建议你先制订一个饮食计划，慢慢地改变饮食结构，改善饮食习惯，然后再搭配一些运动，才能事半功倍。

在给学员指导的过程中，我还发现了一个比较严重的饮食问题，就是运动过后开始吃吃喝喝。在发现学员中有人有这种习惯后，我采取了两个措施：

一是，督促他们严格执行饮食汇报。要让他们把饮食内容发给我，或者发到减肥群里，由我和其他学员一起监督。这样就能逐渐帮助学员们改变饮食习惯。

二是，将运动时间变为晚上。目前我每天晚上都会带着大家跳减肥操，每次都要跳 1 个小时。这样等跳完减肥操，已经是晚上 9 点或 10 点了，洗个澡就可以上床睡觉了。这样较晚进行运动，就可以有效阻止学员们运动后进食，等到他们第二天起床量体重的时候，看着体重秤上下降的数字，这种开心和成就感更容易激励他们好好坚持。

运动后有补偿心理，喜欢大吃特吃的胖友，不妨试一试这两个妙招——找人监督饮食和较晚运动，真的会产生意想不到的效果。

需要注意的是，改变的过程可能会比较缓慢，毕竟是改变身体长久以来养成的习惯。不要着急，按照计划一步一步来，不灰心不丧气，相信自己一定可以成功。

减肥打卡第 7 天

<table>
<tr><td colspan="2">起床时间</td><td colspan="2"></td><td colspan="2">起床体重（千克）</td><td></td></tr>
<tr><td colspan="2">入睡时间</td><td colspan="2"></td><td colspan="2">入睡体重（千克）</td><td></td></tr>
<tr><th colspan="7">饮食</th></tr>
<tr><td>早餐</td><td>加餐</td><td>午餐</td><td>加餐</td><td colspan="2">晚餐</td><td>总摄入量（千卡）</td></tr>
<tr><td></td><td></td><td></td><td></td><td colspan="2"></td><td></td></tr>
<tr><th colspan="7">运动</th></tr>
<tr><td colspan="2">有氧运动</td><td colspan="2">无氧运动</td><td colspan="3" rowspan="2">总消耗量（千卡）</td></tr>
<tr><td>项目</td><td>时间（小时）</td><td>项目</td><td>时间（小时）</td></tr>
<tr><td></td><td></td><td></td><td></td><td colspan="3"></td></tr>
<tr><th colspan="7">今日心得</th></tr>
<tr><td colspan="7"></td></tr>
</table>

长青有话说

“对不起，这款没有你能穿的号。”这是我 250 斤时去商场买衣服，经常听到的话。感觉怎么样？如果你不想听到同样的话，那就管住嘴、迈开腿，开始努力吧！

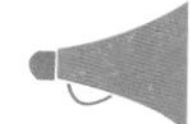

减肥小贴士：运动减肥三要素

要想靠运动实现减肥，有三个要素需要掌握：运动量、运动时间和运动强度。

1. 保证运动量

身体中的糖被消耗完之后，机体才会开始燃烧脂肪，如果运动量不足，连从食物中摄取的糖类热量都没有消耗完毕，怎么还能指望靠运动去消耗脂肪呢？

2. 保证运动时间

很多人喜欢去健身房进行器械锻炼，以为这样能很快减肥瘦身。其实器械锻炼是无氧运动，无氧运动的主要作用是增肌，有氧运动才能减脂减肥。

有氧运动主要有跑步、游泳、跳绳、爬山、快走、球类运动等，持续 40 分钟以上的有氧运动，基本可以消耗 300 千卡的热量。

对大多数人来说，40 分钟以上的有氧运动，足以消耗完体内的糖类物质，继而开始消耗体内脂肪，达到减肥的目的。

3. 保证运动强度

对于肥胖的人来说，适度的运动强度对他们来说真是太重要了。我成功减肥以前体重 250 斤，走路稍微多一点就会上气不接下气，所以很多运动对于我来说是很难完成的。不得已我才选择在家里锻炼，也因此摸索出了一套原地跑步减肥操。

正是因为这套减肥操强度适中，能让我持续运动达 1 个小时，所以我最终达到了消耗脂肪的目的，减肥成功。所以，选择一个强度适中能让自己坚持下来的运动方式，才是运动减肥的王道。

这里我不得不强调一下，强度适中是指这项运动能让自己感觉累，但又不至于无法坚持。有些运动强度太低，可能都不会出汗，那么这种运动就不会达到很好的减肥效果；有些运动强度又太高，导致无法坚持，也不适用于减肥。运动减肥要因人而异，选择适合自己的运动方式，才是最好的。

注意：

（1）患有高血压、冠心病、肾炎、骨质疏松等疾病的胖友，千万不要进行高强度的运动，应首先控制原发病，然后在医生的建议下选择相对舒缓的项目。

（2）患有骨关节炎的胖友，应选择对关节压力较小的运动项目，尽量减轻运动对身体的损害，可以尝试一下游泳锻炼。

减肥打卡第 8 天

<table>
<tr><td colspan="2">起床时间</td><td colspan="2"></td><td colspan="2">起床体重（千克）</td><td></td></tr>
<tr><td colspan="2">入睡时间</td><td colspan="2"></td><td colspan="2">入睡体重（千克）</td><td></td></tr>
<tr><th colspan="7">饮食</th></tr>
<tr><td>早餐</td><td>加餐</td><td>午餐</td><td>加餐</td><td>晚餐</td><td colspan="2">总摄入量（千卡）</td></tr>
<tr><td></td><td></td><td></td><td></td><td></td><td colspan="2"></td></tr>
<tr><th colspan="7">运动</th></tr>
<tr><td colspan="2">有氧运动</td><td colspan="2">无氧运动</td><td colspan="3" rowspan="2">总消耗量（千卡）</td></tr>
<tr><td>项目</td><td>时间（小时）</td><td>项目</td><td>时间（小时）</td></tr>
<tr><td></td><td></td><td></td><td></td><td colspan="3"></td></tr>
<tr><th colspan="7">今日心得</th></tr>
<tr><td colspan="7"></td></tr>
</table>

长青有话说

运动最好的状态就是忘记时间，所以在锻炼时我们最好给自己找点寄托，比如看电视剧、听音乐、听新闻等。激励感强的音乐具有缓解疲劳的功能，能将运动者的耐力提高 15%。

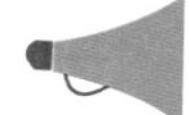

减肥小贴士：区分有氧运动和无氧运动

1. 有氧运动

衡量一项运动是否为有氧运动，关键看心率。运动者心率保持在 120~150 次 / 分钟的运动为有氧运动，此时血液可以为心肌供给足够的氧气。

有氧运动能充分分解体内的糖分、脂肪，并能增强和改善心肺功能，预防骨质疏松，对运动者的心理和精神状态也有很好的作用。

常见的有氧运动有：
快走、慢跑、滑冰、游泳、球类运动、骑自行车、跳健身舞、做减肥操等。
如果依靠有氧运动来减肥，建议每次锻炼时间不少于 40 分钟，每周坚持最少 3~5 次。

2. 无氧运动

无氧运动的最大特征是，运动时氧气的摄取量非常低。

大部分的无氧运动负荷强度高、瞬间性强。由于速度过快及爆发力过猛，人体内的糖分来不及经过氧气分解，而不得不依靠无氧供能。这种运动会在体内产生过多的乳酸，导致肌肉疲劳，因此不能持久。

进行无氧运动时，运动者心率往往超过 160 次 / 分钟，运动后感到肌肉酸痛、呼吸急促，身体处于缺氧状态，造成被动急促呼吸，心脏功能被动性得到加强。想让自己的身体更强壮一些，并增强身体应激能力，可以多到健身房去进行无氧运动。但是长期过量的无氧运动，会对身体造成负担。

常见的无氧运动有：

百米赛跑、举重、投掷、跳高、跳远、拔河、摔跤、肌力训练等。

注意：

很多人误以为减肥就是去健身房办个卡，随便找几个健身器械玩一圈，其实不是这么简单。无氧运动更多的是增强个人体质，增多肌肉量。在做无氧运动时，最好听从教练的指导，拟订一个适合自己的训练计划，做基于体质的单独训练，否则每个器械只是走马观花地玩几下，基本没有效果。

减肥打卡第 9 天

<table>
<tr><td colspan="2">起床时间</td><td colspan="2"></td><td colspan="2">起床体重（千克）</td><td></td></tr>
<tr><td colspan="2">入睡时间</td><td colspan="2"></td><td colspan="2">入睡体重（千克）</td><td></td></tr>
<tr><th colspan="7">饮食</th></tr>
<tr><td>早餐</td><td>加餐</td><td colspan="2">午餐</td><td>加餐</td><td>晚餐</td><td>总摄入量（千卡）</td></tr>
<tr><td></td><td></td><td colspan="2"></td><td></td><td></td><td></td></tr>
<tr><th colspan="7">运动</th></tr>
<tr><td colspan="3">有氧运动</td><td colspan="3">无氧运动</td><td rowspan="2">总消耗量（千卡）</td></tr>
<tr><td>项目</td><td colspan="2">时间（小时）</td><td>项目</td><td colspan="2">时间（小时）</td></tr>
<tr><td></td><td colspan="2"></td><td></td><td colspan="2"></td><td></td></tr>
<tr><th colspan="7">今日心得</th></tr>
<tr><td colspan="7"></td></tr>
</table>

长青有话说

减肥第 9 天了，坚持到今天真不容易，我为你骄傲！不管此时减肥效果如何，你都要调整好自己的心态，既不能丧失信心，也不能扬扬得意，保持住一颗平常心尤为重要。

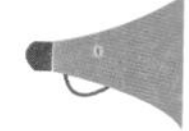

减肥小贴士：运动心率会影响减肥效果

我认识一位女士，她生完孩子后身材发福，就买了一台跑步机放在家里，每天坚持跑步半小时，可好几个月下来，体重并没有明显减轻。她跑去健身中心测体脂率，发现体脂率和跑步前几乎没什么区别。于是她报名了我的减肥营，令她没想到的是，1 个月就瘦了 10 斤。

她对这其中的原因非常好奇，其实原因很简单：是她原来跑得太慢了，运动心率没有达标。

我引导她测了一次心率，果然跑步机跑步半小时后她的心率也只有 95 次 / 分钟，要知道，这种心率水平就算天天坚持跑步也不会瘦太快。

很多女性都和上面的这位女士一样，只知道减肥要运动，以为每天跑半小时就可以了，完全不看速度和里程，只是机械地跟着跑，跑累了就走，看似出了很多汗，其实大多数是水分。

无论是跑步还是走路，必须满足一定的运动强度，才能实现很好的减肥效果。运动强度貌似不可量化，但可以通过运动时的心率测算出来。这是因为，当一个人进入运动状态时，身体各部分的耗氧量会激增。身体的氧气，主要由血液输送，心脏每跳动1次，血液就循环1次，也就为身体输送了1次氧，因此运动时的心跳频率，才是一个人运动强度的最直观反映。

我们可以在运动时数一下自己10秒钟的脉搏数，再乘以6，就是自己运动心率了。现在有很多智能手环可以代替我们完成数脉搏的工作，不妨买来试一试。

每个人运动时，适合承受的心率不尽相同。要想知道自己的运动适宜心率是多少，还要了解一个概念——最大心率。最大心率就是一个人能够承受的心率最高水平，一旦超过最大心率，人就会处于危险之中。

现在的胖友圈里流行的最大心率推算公式有很多，但大多并不准确。对最大心率感兴趣的朋友，不妨去专业机构进行科学评估。

不同强度的运动心率占最大心率的百分比是：

高强度运动	→	最大心率的 80% 以上。
中等强度运动	→	最大心率的 60%~80%。
低强度运动	→	最大心率的 60% 以下。

使我们的心率处于最大心率的 60%~70% 的运动，主要用于减脂。

使我们的心率处于最大心率的 70%~80% 的运动，主要用于提高心肺功能。

因此，要想减肥，建议多采用中等强度运动。

要想减肥，我们需要逐步延长运动时间和提高运动强度。就好比我的减肥操，一开始减肥操动作都比较简单，对于一般学员每天 40 分钟就足够了，但如果锻炼 1~2 个月后为了瘦得更快，你就需要做强度更大的减肥操，以打破身体的适应性。

减肥打卡第10天

<table>
<tr><td colspan="2">起床时间</td><td colspan="2"></td><td colspan="2">起床体重（千克）</td><td></td></tr>
<tr><td colspan="2">入睡时间</td><td colspan="2"></td><td colspan="2">入睡体重（千克）</td><td></td></tr>
<tr><th colspan="7">饮食</th></tr>
<tr><td>早餐</td><td>加餐</td><td>午餐</td><td>加餐</td><td>晚餐</td><td colspan="2">总摄入量（千卡）</td></tr>
<tr><td></td><td></td><td></td><td></td><td></td><td colspan="2"></td></tr>
<tr><th colspan="7">运动</th></tr>
<tr><td colspan="2">有氧运动</td><td colspan="2">无氧运动</td><td colspan="3" rowspan="2">总消耗量（千卡）</td></tr>
<tr><td>项目</td><td>时间（小时）</td><td>项目</td><td>时间（小时）</td></tr>
<tr><td></td><td></td><td></td><td></td><td colspan="3"></td></tr>
<tr><th colspan="7">今日心得</th></tr>
<tr><td colspan="7"></td></tr>
</table>

长青有话说

成功是一步步经验积累的结果，无论何时都要保持阳光快乐的好心情。

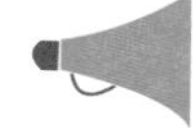

减肥小贴士：化解减肥过程中的小情绪

大家是否有过这样的经历：

下决心不吃零食→没忍住→后悔→罪恶感深重→破罐破摔→又胖回去→进一步丧失自信心。

这种恶性循环的结果，除了得到一个比减肥之前更肥的自己，还得到了一个逐渐失去信心的自己。面对挫折和失败感，我们应该如何改变自己的思考方式，打破这个怪圈呢？

在遇到内心纠结时，我一般是这样劝慰自己的：

这点自制力都没有，看来我是没办法减肥成功了。

只是一时失控而已，不代表失败。

我这么努力还是这么胖？

只要做了一点点努力，就已经战胜了自己，最起码提高了体质。

今天先吃得饱饱的，明天再开始减肥。

从今天就开始努力，今天体重下降，今天就会获得开心。

我爸妈身材胖，我也胖，看来肥胖是遗传的，根本没办法改变。

虽然我爸妈胖，可是我要用自己的努力证明，魔鬼身材不都是天生的！

如果这样的安慰也没有办法支持自己继续努力的话，我还有两个转变心态的小窍门。

1. 想象未来美好

当打算放弃时，给自己点压力，不断提醒自己为什么瘦身，是为了即将到来的登台表演，为了毕业十年的同学会，为了追到自己的男神或女神，还是为了身体健康长寿？只要不断想象自己美梦成真时的样子，就会有源源不断的动力和希望。

2. 给自己点奖励

定期检验自己的减肥成果，比如每周称三次或者每天称一次体重，记录自己的体重变化。切忌每天称好几遍，因为即使我们努力了，但因为代谢、生理期等问题，体重不是天天有变化的，但只要努力了，每周是一定会下降的。只要发现了有变瘦的迹象，就说明朝着这个方向努力没有错，只要坚持就会成功。

送大家一句话：瘦得快别松懈，瘦得慢别气馁，坚持到底，一定成功！

阶段总结：

减肥打卡第11天

<table>
<tr><td>起床时间</td><td colspan="2"></td><td colspan="2">起床体重（千克）</td><td></td></tr>
<tr><td>入睡时间</td><td colspan="2"></td><td colspan="2">入睡体重（千克）</td><td></td></tr>
<tr><th colspan="6">饮食</th></tr>
<tr><td>早餐</td><td>加餐</td><td>午餐</td><td>加餐</td><td>晚餐</td><td>总摄入量（千卡）</td></tr>
<tr><td></td><td></td><td></td><td></td><td></td><td></td></tr>
</table>

<table>
<tr><th colspan="5">运动</th></tr>
<tr><td colspan="2">有氧运动</td><td colspan="2">无氧运动</td><td rowspan="2">总消耗量（千卡）</td></tr>
<tr><td>项目</td><td>时间（小时）</td><td>项目</td><td>时间（小时）</td></tr>
<tr><td></td><td></td><td></td><td></td><td></td></tr>
<tr><th colspan="5">今日心得</th></tr>
<tr><td colspan="5"></td></tr>
</table>

长青有话说

对于我这个辛苦减肥的胖子来说，每天最大的快乐就是，称体重时发现自己变轻了。

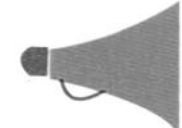

减肥小贴士：改掉狼吞虎咽和暴饮暴食的坏习惯

1. 狼吞虎咽

或许你已经发现，吃太快的人大多都比较胖，原因有二：

一是，我们并不是靠胃来感觉肚子是饱是饿，而是靠大脑来感觉的。而大脑通常在开始吃东西 20 分钟后才能感受到刺激，若吃得太快，大脑还来不及反应，肚子已经吞下了大量食物。

二是，一口气吃进太多食物会让血糖急剧飙升，导致胰脏分泌大量以降血糖为目的的胰岛素。遗憾的是，胰岛素不光能降低血糖，它还能将摄取的热量转变为脂肪，长此以往，想不胖都难。

2. 暴饮暴食

暴饮暴食后，人往往会出现头昏脑涨、精神恍惚、肠胃不适、胸闷气急、腹泻或便秘的症状，严重的还会引发急性胃肠炎，甚至胃出血。研究发现，暴饮暴食后 2 小时，发生心脏病的概率增加 4 倍。大鱼大肉、大量饮酒会使肝胆超负荷运转，造成肝功能损害，诱发胆囊炎，促使肝炎病人病情加重，也会使胰腺分泌量加大，十二指肠内压力增高，诱发急性胰腺炎，严重时可能会危及生命。

3. 避免狼吞虎咽和暴饮暴食的 5 个习惯

（1）使用筷架

建议大家每吃一口饭，就把筷子放回筷架一次。如此一来，用餐时间就会被拉长，饱食中枢充分得到刺激，能有效防止饮食过量。

（2）使用小汤匙

吃饭时最好使用小汤匙进食，让每一口的分量变小，从而拉长用餐时间。

（3）专心致志吃饭

边吃饭边看电视，很容易让人在不知不觉中就吃下一堆食物。所以我们要做到专心吃饭、用心咀嚼，享受每一口食物的美味。

（4）手边摸不到零食

有些食物，像薯片、面包、泡面等不费工夫就能吃到嘴的食物，最好不要购买，即使买了也要放在储物柜里，增加点拿到它们的障碍。

（5）缩短午餐到晚餐间隔

午餐到晚餐之间隔太久，会大大增加暴饮暴食的概率。如果实在不能缩短时间，建议傍晚时先把晚餐主食吃掉，这样能有效预防晚餐饮食过量。

虽然用餐时光非常快乐，但不注意用餐方式，也会对身体造成负担。如果我们想摆脱吃太多的恶性循环，就改掉不好的饮食习惯吧，始终记住“适中为好”这个原则。

减肥打卡第 12 天

<table>
<tr><td colspan="2">起床时间</td><td colspan="2"></td><td colspan="2">起床体重（千克）</td><td></td></tr>
<tr><td colspan="2">入睡时间</td><td colspan="2"></td><td colspan="2">入睡体重（千克）</td><td></td></tr>
<tr><th colspan="7">饮食</th></tr>
<tr><td>早餐</td><td>加餐</td><td>午餐</td><td>加餐</td><td>晚餐</td><td colspan="2">总摄入量（千卡）</td></tr>
<tr><td></td><td></td><td></td><td></td><td></td><td colspan="2"></td></tr>
<tr><th colspan="7">运动</th></tr>
<tr><td colspan="2">有氧运动</td><td colspan="2">无氧运动</td><td colspan="3" rowspan="2">总消耗量（千卡）</td></tr>
<tr><td>项目</td><td>时间（小时）</td><td>项目</td><td>时间（小时）</td></tr>
<tr><td></td><td></td><td></td><td></td><td colspan="3"></td></tr>
<tr><th colspan="7">今日心得</th></tr>
<tr><td colspan="7"></td></tr>
</table>

长青有话说

不要一味盯着别人的成功，别人的成功也是付出艰辛努力得来的。成功的路上不可能一直有参照物，有时候没有现成的经验给我们，只能自己“摸着石头过河”。减肥方法好不好，关键看适不适合，永远和自己比就足够了。

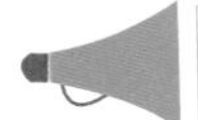

减肥小贴士：纯吃素食也会长胖

大家可能会惊讶，多吃荤菜会导致肥胖，那纯吃素食也会胖吗？素菜中不含肉，本身脂肪含量也较低，很多人就以为吃素就能保证苗条，其实大家不知道，我当初就是吃素食才长胖的。

我从小不爱吃肉，基本上不吃荤菜，而是吃白菜、豆腐、土豆这样的素菜长大的，最终竟然也胖到了 250 斤。

因为纯素菜较荤菜而言口味差一些，所以在烹饪过程中，一般会多放油和调味料，以增加素菜的香味和口感。这样一来，人会在不知不觉中摄入过多的隐形油脂，从而形成脂肪。所以素食并不等于低油脂和低热量。

虽然素食脂肪含量不高，但其中不乏高热量的食物，比如植物油，它的热量和肥肉一样高；比如花生、瓜子等坚果类，米、面等主食类，果汁、牛奶等饮品类，所含热量也颇为可观。

许多素食者主食吃得不少，炒菜油放得多，经常吃坚果、饼干类零食，经常饮用含糖饮料、未脱脂的牛奶，有些不完全素食者喜欢吃鸡蛋，往往每日吃几个鸡蛋等，这些饮食习惯，都可能是肥胖和高血脂的诱发因素。

我当初是素菜的油太多，土豆、豆腐等都喜欢油炸，吃主食太多，偶尔噎住的时候，还要拿饮料往下送，结果就导致了肥胖。

所以说，胖友们，千万不要以为饮食结构的纯素食化就可以掉以轻心。当进食过多，而活动量又过少的时候，我们同样会摄入超过机体需要的热量，最终导致肥胖。

减肥打卡第13天

起床时间		起床体重（千克）			
入睡时间		入睡体重（千克）			
饮食					
早餐	加餐	午餐	加餐	晚餐	总摄入量（千卡）

运动				
有氧运动		无氧运动		总消耗量（千卡）
项目	时间（小时）	项目	时间（小时）	

今日心得

长青有话说

当家人朋友说“减到这样就很好了，别再继续减了”的时候，我们要知道他们是为了我们好，更要知道自己心里好身材的标准是什么。

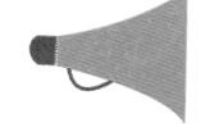

减肥小贴士：减肥期饮食要做到四大平衡

1. 能量平衡

人体每日的热量摄入主要来源于食物。一般情况下，人体每日摄入的能量达到身体所消耗能量的 90%~115%，就是合理的。如果长期能量摄入不足，就会影响身体正常发育，出现消瘦、疲劳、乏力、抵抗力下降等症状；反之，如果长期能量摄入大于消耗，超过的部分就会转化成脂肪储存起来，导致肥胖。

2. 营养素平衡

人体所必需的营养素多达数十种，每一种都对人体的健康起到重要的作用，而重中之重的是蛋白质、脂肪和碳水化合物。
它们产生的能量占身体总能量的百分比分别是：

蛋白质 12%~15%　脂肪 20%~30%　碳水化合物 55%~65%

蛋白质是生命的基础，被称为人体第一大营养素，长期供应不足，会引起精神萎靡、记忆力减退、免疫力下降等。

脂肪是身体细胞的重要成分之一，缺少不得，但是摄取过多，会在体内积累，引起肥胖，增加患高血压、高血脂、动脉硬化、冠心病的概率。

碳水化合物是人体能量的主要来源，是生命的动力，但摄取过量，会转化为脂肪，引起肥胖，更有可能增加胰腺和肾脏的负担。

3. 一日三餐平衡

我减肥期间是从不节食的，但很注重饮食的科学搭配与饮食平衡。一日三餐进餐时间平衡，每餐间隙时间为 4~6 小时。每天摄入的热量多少，也是根据上午、下午、晚上的基础代谢率和活动而定的。我的三餐比例是早餐 50%、午餐 40%、晚餐 10%，希望可以给胖友们做个参考。

4. 食物种类平衡

人的食物多种多样，没有一种食物能提供人体所需的全部营养素，因此每天所吃的食物必须由多种食物组成，并且尽可能搭配平衡。

谷类、动物性食物、豆类及豆制品、菜果类、油脂类要平衡。

（1）谷类

包括米、面和杂粮，是能量和膳食纤维、B 族维生素的主要来源，也是最经济的能源食物。

（2）动物性食物

包括肉、禽、鱼、奶、蛋等，主要提供优质蛋白质、脂肪、矿物质、维生素 A 和 B 族维生素，营养价值较高，食用过量，会增加患心脏病、脑血管病、糖尿病、动脉硬化等各种疾病的概率。

（3）豆类及豆制品

富含优质蛋白、不饱和脂肪酸、B 族维生素和膳食纤维，质优价廉，是与谷类蛋白互补的理想食品，对预防冠心病、动脉粥状硬化等疾病具有重要作用。

（4）菜果类

富含维生素、矿物质和膳食纤维，对保持肠道功能正常，提高免疫力，降低患肥胖、糖尿病、高血压等慢性疾病风险具有重要作用。

（5）油脂类

不仅可以改善食物口味、促进食欲，而且有利于脂溶性维生素的消化吸收。但摄入过多易引起肥胖、高血脂、动脉粥样硬化等多种慢性疾病的发生。

好好吃饭，当身体处于最佳状态时，才能拿出最高的效率去减肥。

减肥打卡第 14 天

起床时间		起床体重（千克）	
入睡时间		入睡体重（千克）	

饮食					
早餐	加餐	午餐	加餐	晚餐	总摄入量（千卡）

运动				
有氧运动		无氧运动		总消耗量（千卡）
项目	时间（小时）	项目	时间（小时）	

今日心得

长青有话说

在减肥过程中你肯定会遇到各种问题，不用担心，在拥有强大心脏的胖友面前，所有问题都是纸老虎。坚持到底就会成功！加油！加油！加油！

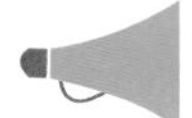

减肥小贴士：减肥期间便秘了怎么办

正常的大便排便频率是1天1次，大便不软不硬如香蕉一般，便时痛快，便后舒爽。偶尔有一天没便也很正常，这往往与前一天吃得少、工作忙、心情不佳等有关系。一些无良商家有意无意制造便秘焦虑，是非常不妥当的，因为焦虑本身也是引起便秘的重要原因。

便秘是一种症状而不是一种疾病，当出现以下一种或者多种症状时，我们才应该担心自己是不是便秘了：

- 排便间隔长，一周少于3次。
- 大便干硬。
- 排便时费劲，便完有不尽感。

如果便秘持续1周或者半个月以上，建议胖友们赶紧去医院。因为，一方面，持续便秘对个人的身体和心理会产生不利的影响；

另一方面，便秘是很多疾病的外在表象，需要让医生鉴别，以免延误病情。

对于摆脱一般的便秘，我为大家分享 8 个好办法。

1. 饮食方面

少食用精制的米面，多选择粗粮或粗细搭配的食物，如红薯、燕麦、玉米饭等。

不要顿顿吃肉，吃肉过量也会导致便秘甚至诱发肠癌。如果实在喜欢吃荤菜，不妨选择鱼虾这种卡路里低且营养丰富的食物。

多吃蔬菜，尤其多吃一些粗纤维丰富的蔬菜。木耳、蘑菇、海带、芹菜等饱腹感强且具有通便效果。减肥期一般要求 1 天至少吃 1 斤蔬菜，如果有便秘苗头，可以增至 1 天 2 斤。

多吃一些有皮的水果，比如苹果，它能有效促进肠道蠕动，起到通便的作用。

2. 多喝水

平时喝水，有助于保持身体水分充足，肠道湿润。早晨起床喝1杯淡盐水、蜂蜜水或者柚子水，甚至温开水，都有利于缓解便秘。如果有条件可以打1杯纯绿豆豆浆，因为绿豆有排毒利尿的作用，既是减肥食品又有助于缓解便秘。

3. 摄入油脂

大家都知道油脂会导致肥胖，是减肥需要控制的头号对象，但点油不进也是错误的，因为油脂本身具有润肠通便的作用，是身体不可缺的。减肥者每天的油脂摄入量应该是20克以下，有些对自我要求严格的减肥者可以压低到10克以下。但如果已经出现便秘的迹象，可以适当增加烹调油的用量。

4. 保证B族维生素的摄入

B族维生素具有促进胃肠道蠕动、促进消化液分泌的作用。含B族维生素丰富的食物有豆类、粗粮、坚果、瘦肉等。因为其中有不少是减肥期重点控制的，因此，减肥者可能存在B族维生素摄入不足的情况。所以建议大家在减肥期，在确保不过量摄入热量的同时，多食用富含B族维生素的食物。

5. 适当运动

运动是良药，对便秘和减肥都是如此。每天有条件的话最少做 1 小时运动，帮助肠胃蠕动，也有助于减肥。

6. 腹部按摩

早晨起床后顺时针、逆时针各按揉 5 分钟腹部，可以有效缓解便秘。因为肚脐周围穴位比较多，其中包括在肚脐两侧的带脉。带脉具有约束腰部及腹部赘肉生长的能力。

很多人会在不知不觉中发现，自己腰腹部的赘肉越来越多，而且怎么减也减不下去。其实，这是带脉堵塞了，力量削弱到不能继续约束赘肉的生长。此时多敲打带脉可以促进肠胃蠕动，对腰腹减肥起到促进作用。我当初减肥时，每天早晨醒后先不起床，躺在床上敲打 5 分钟带脉，希望这个方法对大家也有用。

7. 不憋大便，定时排便

养成定时排便的习惯，到了时间自然就会有便意。而且，排便有规律，也方便我们及时发现便秘的苗头并采取措施。排便时间可以设定在早起或者三餐后的任何时间，以适合自己的生活方式为准。不要焦虑哪个时间排便最好，也不要憋大便。

8. 其他

很多朋友大便时总想着工作或者看着手机，这样在注意力被分散的情况下很容易便秘。而有些朋友遇到便秘就心情烦躁，烦躁的心情反而加重了便秘。所以专心致志大便，保持愉快的心情，也是摆脱便秘的好方法。

减肥打卡第 15 天

起床时间		起床体重（千克）			
入睡时间		入睡体重（千克）			
饮食					
早餐	加餐	午餐	加餐	晚餐	总摄入量（千卡）

运动				
有氧运动		无氧运动		总消耗量（千卡）
项目	时间（小时）	项目	时间（小时）	

今日心得

长青有话说

半个月的时间过去了，不知道你有没有成功打开减肥的局面呢？但我知道，万事开头难，最艰难的日子已经过去了，接下来你只要按部就班，注意控制饮食，保持科学运动，就一定会瘦的！

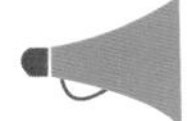

减肥小贴士：几款有助于减肥的好玩运动

1. 瑜伽

瑜伽起源于印度，被人们称为“世界的瑰宝”。古印度瑜伽修行者在大自然中修炼身心时，无意中发现很多动物天生具有治疗、放松、促进睡眠、保持清醒的方法，甚至在患病时不经任何治疗就能自然痊愈。

于是古印度瑜伽修行者根观察据动物的姿势，模仿并亲自体验，创立出一套有益身心的锻炼系统——这就是后来的瑜伽。这些瑜伽姿势历经了 5000 多年的锤炼，依然发挥着作用，让世世代代的人从中获益。

2. 跳舞毯

跳舞毯既是一项不错的有氧运动，也是一种音乐节奏极强的游戏。由于它在室内进行，不受天气、时间的限制，在家里就可以完成，兼具健身与娱乐的双重作用，深受人们的喜爱。如果你正在减肥，又缺乏坚持下去的勇气，不妨试试跳舞毯。

3. 钢管舞

钢管舞，是指利用钢管为道具，来进行攀爬、旋转、倒立等多种动作的舞蹈。练习钢管舞，可以让全身得到锻炼。当围着钢管回旋身体时，我们必须收紧腹部肌肉，因为稍一放松，身体就会掉下来。

钢管舞也会锻炼到臀部肌肉，让臀部内侧慢慢变更紧实浑圆。而且钢管舞靠手臂肌肉完成动作，更是区别于其他的“塑身”运动。

练习钢管舞每小时燃烧热量相当可观，非常有利于减肥。

4. 拉丁舞

拉丁舞是一种能运动到肩部、腹部、腰部、臀部等多个部位的舞蹈。平均每跳一曲拉丁舞，腰部的扭转有 160~180 次，女性的最高心率可达 197 次 / 分钟，男性的最高心率可达 210 次 / 分钟。

相当于运动员完成一次 800 米跑的热能消耗量，减肥效果可想而知！

对于胖友们来说，选择一款体育运动，最好根据自己的兴趣爱好来，因为只有自己感兴趣才更好坚持。我当初减肥时，比较喜欢打篮球，因此每天的晨练内容就是到小区里的篮球场打球 1~2 小时。因为热爱，打球带给我的快感会分散我劳累的注意力，因此每天坚持起来特别轻松。

减肥打卡第16天

<table>
<tr><td colspan="2">起床时间</td><td></td><td colspan="2">起床体重（千克）</td><td></td></tr>
<tr><td colspan="2">入睡时间</td><td></td><td colspan="2">入睡体重（千克）</td><td></td></tr>
<tr><td colspan="6">饮食</td></tr>
<tr><td>早餐</td><td>加餐</td><td>午餐</td><td>加餐</td><td>晚餐</td><td>总摄入量（千卡）</td></tr>
<tr><td></td><td></td><td></td><td></td><td></td><td></td></tr>
<tr><td colspan="6">运动</td></tr>
<tr><td colspan="2">有氧运动</td><td colspan="2">无氧运动</td><td colspan="2" rowspan="2">总消耗量（千卡）</td></tr>
<tr><td>项目</td><td>时间（小时）</td><td>项目</td><td>时间（小时）</td></tr>
<tr><td></td><td></td><td></td><td></td><td colspan="2"></td></tr>
<tr><td colspan="6">今日心得</td></tr>
<tr><td colspan="6"></td></tr>
</table>

长青有话说

无论上班族还是学生，无论体质如何，现在多大年纪，为了健康减肥，必须适当运动。永远记得：不想运动就不要开始减肥！

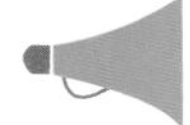

减肥小贴士：怎么克服不爱动的坏习惯

健康减肥的方法之一就是运动，对于怕累或者总说没有时间的朋友来说，运动是必须克服的一个困难。

我最胖的时候是 250 斤，对于当时的我来说，经常是走路几百米就会累到气喘，跑步 100 米就肺疼得难受。我相信没有几个朋友会比当初的我还要重，所以各位对运动的抵触心理也应该没有谁比我更大，但就是这样的一个我依靠运动，减肥成功了。

我到底是如何做到的呢？这其中有两个方面的因素。

1. 合适的运动项目

这就有必要让大家知道运动减肥的几个前提：需要持续 40 分钟以上的、中等强度的、全身性有氧运动为主的运动。

注意几个关键词：

40 分钟以上　中等强度　持续　坚持　全身性有氧运动

我独创的原地跑步减肥操，运动强度不大，在家就可以坚持完成，是非常合适的运动项目。

2. 同伴激励

我一直认为，运动不是一个人的孤单，而是一群人的狂欢。在我减肥期间，父母是我最大的依靠，他们和我组成了减肥小团队，和我一起抵抗来自外界和内心的诱惑。

我减肥成功后，也组建了很多胖友减肥群。群里大家互相监督鼓励，成功率极高。很多人在加入群之前也是有惰性的，不愿意运动，导致减肥许久都不见成效。入群后，却能把运动坚持下来，体重也随之逐渐下降。

我后来总结，这主要有 3 个方面的原因：

第一，减肥者个人在减肥过程中容易受到诸多诱惑，但是减肥团队却能够提供抗拒这些诱惑的心理支持。团队成员之间能够彼此扶持和相互安慰，是避免个体减肥者中途放弃的很重要的原因。

第二，团队成员之间会相互比较，提供了减肥竞争的氛围。人人都有不甘于人后的心理，相互比较而引发的竞争心态，为学员们提供了源源不断的减肥动力。

第三，我们很希望自己得到认可，尤其是被那些比我们减肥更快的朋友的认可，是我们减肥的一大动力。

我举这个例子，并不是要求大家一定要加入某个社群组织，而是期望胖友们可以合理利用这种心理，开发出更多适合自己的减肥方式。比如，每天在一个固定的平台，晒出自己三餐和运动的图片；把自己的减肥成效发到朋友圈里，让朋友们给自己监督和鼓励。时刻保持“苗条意识”，并让周围的朋友参与进来，能让减肥变成一件更有趣的事。

运动不是一个人的孤单，而是一群人的狂欢。希望这种强大的心理暗示，可以帮你更快地实现目标！

减肥打卡第 17 天

<table>
<tr><td>起床时间</td><td></td><td>起床体重（千克）</td><td></td></tr>
<tr><td>入睡时间</td><td></td><td>入睡体重（千克）</td><td></td></tr>
</table>

<table>
<tr><th colspan="6">饮食</th></tr>
<tr><td>早餐</td><td>加餐</td><td>午餐</td><td>加餐</td><td>晚餐</td><td>总摄入量（千卡）</td></tr>
<tr><td></td><td></td><td></td><td></td><td></td><td></td></tr>
</table>

<table>
<tr><th colspan="5">运动</th></tr>
<tr><td colspan="2">有氧运动</td><td colspan="2">无氧运动</td><td rowspan="2">总消耗量（千卡）</td></tr>
<tr><td>项目</td><td>时间（小时）</td><td>项目</td><td>时间（小时）</td></tr>
<tr><td></td><td></td><td></td><td></td><td></td></tr>
</table>

<table>
<tr><th>今日心得</th></tr>
<tr><td></td></tr>
</table>

长青有话说

不吃垃圾食品！不吃甜点！不喝碳酸饮料！我们减肥最重要的是为了健康，失去了健康，就什么都没有了。

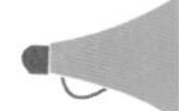

减肥小贴士：进餐前吃点什么有利于减肥

1. 饭前吃水果能减肥

饭前吃水果可以增加饱腹感，让我们的饭量减少一些。此外，水果中含有的果糖能降低身体对热量和脂肪性食物的需求，每餐摄取的热量下降，自然就能减肥。与此相反，饭后吃水果却会让血糖升高更快，不利于减肥。

2. 饭前喝水

起床后早餐前可以喝一杯淡盐水，有助于肠胃的蠕动，缓解便秘，促进身体的排毒。盐除了是生活中重要的调味品，还是一种保健品。盐具有清热、润燥的功效，喝杯淡盐水会让人整个身体都非常轻松。

午饭前喝些柠檬水，柠檬酸含有丰富的维生素 C，能够帮助排空肠胃，加速身体基础代谢，并且具有抗氧化效果，减肥燃脂的效果非常好。但是要记住：再好的食物也不能胡吃海塞，喝柠檬水每天不要超过 1000 毫升。

晚上最好少吃，可以榨一杯蔬菜汁，不但可以抑制食欲，还能护肤养颜。蔬菜的选择可以多样化，像芹菜、西红柿、胡萝卜都是非常不错的。

减肥打卡第 18 天

<table>
<tr><td colspan="2">起床时间</td><td colspan="2"></td><td colspan="2">起床体重（千克）</td><td></td></tr>
<tr><td colspan="2">入睡时间</td><td colspan="2"></td><td colspan="2">入睡体重（千克）</td><td></td></tr>
<tr><th colspan="7">饮食</th></tr>
<tr><td>早餐</td><td>加餐</td><td>午餐</td><td>加餐</td><td colspan="2">晚餐</td><td>总摄入量（千卡）</td></tr>
<tr><td></td><td></td><td></td><td></td><td colspan="2"></td><td></td></tr>
<tr><th colspan="7">运动</th></tr>
<tr><td colspan="3">有氧运动</td><td colspan="3">无氧运动</td><td rowspan="2">总消耗量（千卡）</td></tr>
<tr><td>项目</td><td colspan="2">时间（小时）</td><td>项目</td><td colspan="2">时间（小时）</td></tr>
<tr><td></td><td colspan="2"></td><td></td><td colspan="2"></td><td></td></tr>
<tr><th colspan="7">今日心得</th></tr>
<tr><td colspan="7"></td></tr>
</table>

长青有话说

想要减肥就不要心疼自己，否则你会因为一时的偷懒而后悔终身。每当我运动感到很累的时候，我就告诉自己，坚持，再坚持，脂肪就是这么一点点被消灭掉的。

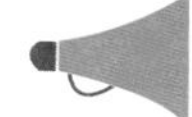

减肥小贴士：睡觉减肥法

有研究表明，人体血红蛋白中有一种“瘦蛋白”，它可以影响大脑决定应该吃多少东西，足够的睡眠会使这种蛋白增加，从而抑制人们的食欲。另外人在睡眠中，也会分泌出生长激素，帮助修复身体。如果睡眠质量不好，生长激素的分泌就会减少多达 7 成，进而影响人体健康。

因此保持充足的睡眠，有利于我们保持身体健康、身材匀称。

1. 有充足的睡眠时间

将起床时间向前推 7~8 个小时，就是我们每天应该上床的时间。如果早上的闹钟很难把我们叫醒，那么说明我们的睡眠时间远远不够。可以试着逐步提早 15 分钟上床，直至找到最理想的睡眠时间，这个过程大约需要 1 周时间。我建议胖友们最晚不要超过晚上 11 点入睡。

2. 良好的睡前习惯

睡前30分钟开始，多做一些有利于睡眠的活动，让身体处于一种准备睡眠的放松状态，比如阅读、洗澡、听舒缓的音乐等。睡觉前关掉电灯、电视、电脑，把手机调到静音，以免眼睛感受到光线，影响睡眠。

3. 睡前戒食

下午4点之后，就不要再碰那些容易让人睡不着的饮品了，比如咖啡、浓茶等。睡前4小时，拒绝一切食物，更不能喝酒和各类饮料等。睡前大吃大喝向来是减肥的大忌，水可以喝，但是要少量。

4. 短时间午睡

很多人以为午睡会导致肥胖，尤其是减肥的朋友们，不敢吃也不敢睡，其实这不科学，合理适当的午睡有助于调整人的精神状态，让大家有精力去进行下午的工作和学习，并且对心脑血管也具有保护作用。

我们每天中午只需要睡15~30分钟，不宜午睡过长。同时注意不要吃完午饭马上睡觉。吃完午饭后溜达10多分钟再睡，否则容易堆积脂肪。

减肥打卡第19天

起床时间		起床体重（千克）	
入睡时间		入睡体重（千克）	

饮食					
早餐	加餐	午餐	加餐	晚餐	总摄入量（千卡）

运动				
有氧运动		无氧运动		总消耗量（千卡）
项目	时间（小时）	项目	时间（小时）	

今日心得

长青有话说

在减肥的旅程中，家人的支持尤为关键。我觉得我这辈子拥有的最大财富，不是超强的毅力，而是辛勤照顾我的好父母。真的，好父母胜过一切！

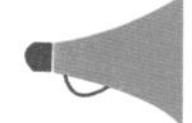

减肥小贴士：减肥平台期应如何度过

在减肥期间，如果你的体重已经超过半个月没有任何变化，不用慌张，你只是遭遇了平台期。平台期是一种正常现象，是身体的自我适应与保护，每个人在减肥过程中都会出现平台期，只是时间长短不同，有的人只要几天，有的人却长达几周。但可以肯定的是，只要突破平台期，体重就会比以往更快地下降。

我在减肥期间也多次遇到过平台期。每当这时，父母都会比平时更加积极地鼓励我，给我惊喜。父亲为我低油炒菜，母亲陪我一起做操。在这样的陪伴下，我最终冲破了一次又一次的障碍，取得减肥的最后胜利！

要想度过平台期，我们需要仔细研究自己的减肥日记，找出对症的办法。

为了帮助更多的胖友快速安全地度过平台期，我把通过节食减肥、运动减肥和药物减肥会遇到的平台期情况进行了归纳和分析。具体的要点如下，胖友们可以酌情采纳。

1. 通过节食减肥遭遇平台期

发生时间：大约在开始节食的 7~10 天内。

发生状况：只吃单一食物或吃得很少会让体重短期降得很快，但不久之后就会出现厌倦、便秘或抵抗力变差等问题，体重迟迟不见下降，日后容易反弹。

失败原因：单纯依靠节食或者偏食来减肥，是很多人最爱用却最不健康、不长久的方法。这种方法刚开始几天会迅速奏效，但越往后越难坚持，因为一旦停止节食或者恢复正常饮食，体重就会疯狂反弹，让人欲哭无泪，且随之出现的健康问题也令人忧心。

记住，有失偏颇的减肥方式对于身体健康相当不利。

突破节食减肥平台期，靠这些方法：

（1）恢复均衡饮食

碳水化合物、脂肪、蛋白质食物都要吃，坚持“低油低糖”法则，每天热量摄取不低于 1200 千卡，方可突破减肥平台期。

（2）开始运动

任何不想运动就希望能减肥成功的想法，都是幻想！因为单纯靠控制饮食来减肥，无论当时瘦了多少都是表象，不仅埋下了日后疯狂反弹的隐患，更在节食过程中失掉了水分和肌肉，这样的体质只会越减越虚弱。

最可怕的是肥胖的罪魁祸首——脂肪还好好地存在于身体里。只有运动 30 分钟以上，脂肪才会开始燃烧。所以我们会发现不靠运动、只靠饮食控制减肥的人无论体重瘦多少，身体内的脂肪都很难下降，最终导致要么无法成功，要么疯狂反弹！

（3）适当喝水

水能提高人体基础代谢率，让减肥变得更轻松。尤其是减肥期间经常运动的朋友更要适当补充水分，因为水是唯一一种没有卡路里的饮品。

2. 通过运动减肥遭遇平台期

发生时间：开始运动的 3 周 ~ 1 个月。

发生状况：每次运动都很剧烈，流了很多汗又累得要命，可一段时间下来发现体重居然没有减轻！

失败原因：一部分人是因为无法做到坚持运动，总是三天打鱼，两天晒网。一部分人总是在运动后沾沾自喜，总以为已经运动了，多吃一点没关系。抱着这样的心态，我们的体重顶多只是和以前持平而已，是瘦不到哪儿去的。

突破运动减肥平台期，就靠这些方法：

（1）改变运动方式

运动方式要经常变换，很多人好几年无法减肥成功，你问他就会知道，首先他不一定天天坚持，其次就是几年下来，只采取跑步或者游泳等单一的运动方式。经常坚持一种运动姿势，必然会使身体产生适应性而遭遇平台期，因此我们有必要变换不同的运动方式。

（2）减少热量摄取

很多人在运动后会有补偿心态，认为今天运动了就可以放飞自我，于是开始不断吃喝。很多人在运动后喜欢喝运动饮料，殊不知这样的习惯只会让自己越来越胖。因为运动饮料中的糖会导致能量摄入增加，过度的摄入会增加肥胖的可能。

运动前可以喝点水或者吃些 GI 值低的水果，比如苹果、柚子等，可以延缓运动带来的疲劳及饥饿感。运动后则根据自己的情况严格控制卡路里的摄入，以免前功尽弃。

3. 通过药物减肥遭遇平台期

发生时间：因人而异，发生时间长短不一。

发生状况：体重在原本规律性下降之后突然停滞不前，似乎一点进展也没有了。

失败原因：除去一些特殊情况，比如近期正处于生病调整阶段，在喝中药或者吃西药，甚至在输液等，会影响体重的稳定之外，还有更大的可能是因为内分泌失调了。

突破药物减肥平台期，就靠这些方法：

（1）找医师调整减肥方式

一旦发现身体不适，建议胖友们马上去正规机构，找专业的医师进行检查。在减肥面前，身体健康永远是第一位的。

（2）停止用药，恢复均衡饮食和科学运动

天下真的没有仙丹这种东西，如果喝的是减肥药我建议你慎重，自己的健康是最重要的，万不可因为一时的惰性而毁掉一生的幸福。

遇到平台期，大家不要慌张，切记，不可过分忧心焦虑或者失去信心，只要采用正确的饮食、运动策略，对症下药，就可以击垮平台期这个纸老虎。一旦突破了平台期，就会瘦得更快！各位加油！

减肥打卡第 20 天

<table>
<tr><td colspan="2">起床时间</td><td colspan="2"></td><td colspan="2">起床体重（千克）</td><td></td></tr>
<tr><td colspan="2">入睡时间</td><td colspan="2"></td><td colspan="2">入睡体重（千克）</td><td></td></tr>
<tr><th colspan="7">饮食</th></tr>
<tr><td>早餐</td><td>加餐</td><td>午餐</td><td>加餐</td><td>晚餐</td><td colspan="2">总摄入量（千卡）</td></tr>
<tr><td></td><td></td><td></td><td></td><td></td><td colspan="2"></td></tr>
<tr><th colspan="7">运动</th></tr>
<tr><td colspan="2">有氧运动</td><td colspan="2">无氧运动</td><td colspan="3" rowspan="2">总消耗量（千卡）</td></tr>
<tr><td>项目</td><td>时间（小时）</td><td>项目</td><td>时间（小时）</td></tr>
<tr><td></td><td></td><td></td><td></td><td colspan="3"></td></tr>
<tr><th colspan="7">今日心得</th></tr>
<tr><td colspan="7"></td></tr>
</table>

长青有话说

这段时间，为了更好地坚持自己的计划，为了瘦得更快，我将每周的运动时间循序渐进地增加了 10 分钟。

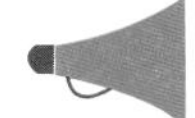

减肥小贴士：常见运动项目的利弊

1. 打篮球

每半小时消耗热量 250 千卡。可增强灵活性，加强心肺功能。但打篮球并不是一直在跑，中间也会出现许多站在原地不动的情况，所以除非特别剧烈，否则持续性不足。女性的参与感不强。

2. 骑自行车

每半小时消耗热量 330 千卡。对心肺能力、腿部塑形、臀部大腿增肌十分有利。不是全身运动，所以很难全身减肥。长时间骑车对膝盖有一定损伤。

3. 骑马

每半小时消耗热量 175 千卡。主要考验腿的力量，对上半身锻炼不会很充分。

4. 打高尔夫球

每半小时消耗热量 125 千卡。如能持之以恒，对保持线条优美极为有利。但运动强度不大，减肥效果不会很明显。

5. 跑步

快走（8 公里 / 小时）消耗热量 555 千卡
慢跑（9 公里 / 小时）消耗热量 655 千卡
快跑（12 公里 / 小时）消耗热量 700 千卡

可增强心肺能力，促进血液循环。跑步时间越长，速度越快，消耗的热量越多。因此要想减肥，就要注意时间和强度是否达标。

6. 散步

每半小时消耗热量 75 千卡。对心肺功能的增强有益，帮助改善血液循环，活动身体关节。但因速度太慢，减肥效果不佳。

7. 滑旱冰

每半小时消耗热量 175 千卡。可增强全身灵活性和腿部力量。年龄大的朋友容易受伤，建议慎重。

8. 跳绳

每半小时消耗热量 400 千卡，这里的半小时指的是持续性，所以很多人跳绳几十下就休息或者跳得很慢均会影响效果。这是一项健美运动，可改善人的体态。35 岁以上的人跳绳不可过于剧烈。

9. 打网球

每半小时消耗热量 220 千卡。这是项剧烈运动，它能够锻炼心肺功能，增强灵活性。但如果没有对手，或总是捡球，没有跑动距离，也会降低效果。

10. 爬楼梯

1500 级（不计时）消耗热量 250 千卡，对膝盖的伤害比较大，而且在楼道密闭的环境里运动也不利于呼吸系统健康。

任何运动对减肥都有效果，但要想短时间瘦下几十斤，就需要找到适合自己的运动方式，并坚持一定的强度和时间。如果有条件，可以找一位专业的老师学习。

更重要的是，从现在开始，绝不犹豫拖延。

阶段总结：

减肥打卡第 21 天

起床时间		起床体重（千克）			
入睡时间		入睡体重（千克）			
饮食					
早餐	加餐	午餐	加餐	晚餐	总摄入量（千卡）
运动					
有氧运动		无氧运动		总消耗量（千卡）	
项目	时间（小时）	项目	时间（小时）		
今日心得					

长青有话说

人一旦下定决心做一件事，就会发现自己的潜力是无穷的。有时候坚定的信念才是决定成败的关键！

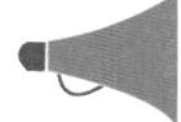

减肥小贴士：意念减肥法

不知道胖友们有没有听说过意念减肥法，大意就是不需要节食，也不需要运动，只要在意念中想着我要瘦，我要减肥，就真的可以变瘦。

在我 100 天减肥 100 斤成功之后，很多人问我："张长青，你减肥是一种奇迹啊，你从一开始就相信奇迹会发生吗？你是怎么坚持下来的？"

我说，我相信奇迹，因为奇迹只发生在相信奇迹的人身上，但我并不觉得减肥成功算什么奇迹。因为在我看来奇迹是什么，奇迹是那些看似不可能发生的事情，却在最后发生了。而我虽然 100 天减肥 100 斤，看起来很神奇，但过程其实没有想象中的那么玄幻或艰难。

积极乐观的生活态度，可以帮助你快速恢复正常体重。要想减肥真正成功，你的意念要跟得上，要从心底里相信自己可以成功。如果对此你还不敢确定的话，不妨来看看我的例子：只用了 100 天就从 250 斤减重到 150 斤的、曾经的胖子。

大家千万不要低估意念减肥的重要性，也不要认为意念减肥有多难，当你真正想做一件事时，全世界都为你让路。每天花 1 分钟静坐冥想并默默地告诉自己，“今天我要体重下降 1 斤”“我 1 个月后要减肥成功”“我必须成功”，就真的可以心想事成。

冥想，想象自己越来越瘦；
少关注食物，多想想自己瘦下来穿漂亮衣服的样子；
想象自己和所爱的人，手拉手靠在一起的样子；
勇敢地站在镜子前面，告诉自己还要继续努力。

所以，除了控制饮食、加强运动，我们内心是否强大，是否有强烈的减肥意识，也对我们的减肥效果起着非常大的作用。只要我们做好瘦下来的思想准备，相信就一定能达成所愿！相信相信的力量！希望大家减肥成功！

减肥打卡第 22 天

起床时间		起床体重（千克）	
入睡时间		入睡体重（千克）	

<table>
<tr><th colspan="6">饮食</th></tr>
<tr><td>早餐</td><td>加餐</td><td>午餐</td><td>加餐</td><td>晚餐</td><td>总摄入量（千卡）</td></tr>
<tr><td></td><td></td><td></td><td></td><td></td><td></td></tr>
</table>

<table>
<tr><th colspan="5">运动</th></tr>
<tr><td colspan="2">有氧运动</td><td colspan="2">无氧运动</td><td rowspan="2">总消耗量（千卡）</td></tr>
<tr><td>项目</td><td>时间（小时）</td><td>项目</td><td>时间（小时）</td></tr>
<tr><td></td><td></td><td></td><td></td><td></td></tr>
</table>

今日心得

长青有话说

每天运动后写日记分享自己减肥的心情和心得，是我一天中最有乐趣的事。你也可以试试拿起纸笔，把自己 50 天的减肥历程记录下来，相信这将会是你一辈子的财富。

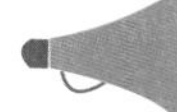

减肥小贴士：写减肥日记

减肥日记是我们在减肥过程中非常重要的一个环节。因为我们既可以通过记日记归纳整理减肥以来的心得，获得成就感，又可以通过记录，发现问题，找出解决办法，以便随时调整训练计划，在减肥的道路上少走弯路。

我在减肥期间，一直坚持写减肥日记，记录的内容包含：

每天的运动时间、运动效果、运动前后的状态；
每天吃了些什么，创造了哪些减肥菜品，新菜品的照片及食谱；
减肥过程中的情绪变化，失落时的内心纠结及成功时的喜悦心情等。

日记的记录方式有很多，文字、声音、图片、视频都可以。我让学员记录时，会要求他们如果有条件，就把每顿饭吃了什么进行拍照并反馈到减肥群里。

想象一下，在你把盘中的食物吞进肚之前，先掏出手机拍张照：饼干、奶酪、薯片，然后把照片粘在剪贴簿上，或者存在电脑里的文件夹里。我相信，经常做这种照片整理，会让你产生一种罪恶感，继而对养成良好的饮食习惯起到促进作用。不会让你在不知不觉中多吃，也不会让你因为一点情绪低落而前功尽弃。

下面我提供一段自己以前的减肥日记，仅供各位胖友参考：

最近体重下降很慢，心里很焦虑。到底是什么原因导致停止不前了呢？于是我仔细翻阅了这些天的饮食记录，发现原来是最近天气热，我午餐时喝了很多水，而且基本是一口水一口饭。

事后总结：边喝水边吃饭的饮食习惯容易长胖。幸好我及时改掉了这个不容易被发现的坏习惯。

减肥打卡第 23 天

起床时间		起床体重（千克）			
入睡时间		入睡体重（千克）			
饮食					
早餐	加餐	午餐	加餐	晚餐	总摄入量（千卡）
运动					
有氧运动		无氧运动		总消耗量（千卡）	
项目	时间（小时）	项目	时间（小时）		
今日心得					

长青有话说

今天在饭店看到几位年轻人在胡吃海塞，我仿佛看到了当初的自己，好想跟他们说："不要再吃了，这样下去你们会更胖。等你们年纪大了、身体发福、健康堪忧的时候，恐怕就晚了。"

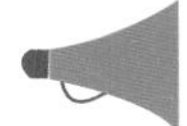

减肥小贴士：高血糖患者应该如何吃

1. 少吃淀粉类食物和甜食

血糖绝大部分是糖和淀粉在体内转化而来的。所以，控血糖的关键点就是，不要吃过多的淀粉类食物和甜食。

含丰富淀粉的食物主要有米饭、馒头、面条、土豆、山药、芋头、藕、甜玉米等。如果你的主食通常只有米饭、馒头、面条，建议你把早餐主食换成燕麦粥，把午餐主食换成荞麦面，把晚餐主食换成没有糖的豆类。

有些胖友可能会过分纠结一种食物自己到底能不能吃。胖友们不必忧心，我们可以学习一下监测血糖的方法，这样在吃一种食物前后可以各测一下血糖，通过两组数值对比，就能知道这种食物适不适合自己，以及吃多少最合适了。

2. 选择合适的烹调方式，还原食物的咀嚼性

一般来说，食物加工得越精细、烹煮得越软烂，就越容易被消化，与之对应的就是餐后血糖上升速度越快。保留一点食物的咀嚼性，可以有效控制血糖上升速度。

有些人家里有豆浆机、破壁机，能把杂粮打成细腻的糊糊。对于消化不良及癌症放化疗后消化能力差的病人来说，打糊的确是吃杂粮的好方法。但是对于糖尿病患者来说，打得越细，越不利于血糖的控制。所以，如果可以，还是直接整粒蒸煮的好。

3. 改变进食顺序，先吃菜后吃饭

先吃升血糖慢的食物，再吃升血糖快的食物，可以延缓葡萄糖进入血液的速度。例如，就餐时，可以先吃低糖低脂的蔬菜，等吃到差不多饱时，再吃主食，就能有效缓解餐后血糖的上升。

4. 改变烹调方法，少放油，多放醋

摄入大量脂肪会降低胰岛素敏感性，而胰岛素是机体内唯一降低血糖的激素。用餐时少油多醋，可以提升胰岛素敏感性，所以，胖友们尽量采取少油多醋的方式烹调食物，多用蒸煮、凉拌代替

爆炒、油炸。

健康饮食的秘诀是少油少盐、新鲜天然。胖友们千万不能为了控糖而让自己每天陷入饥饿的痛苦当中，而应该把关注点放在提高单位重量食物中的营养上。当然不可胡吃海塞，否则可能真的离糖尿病越来越近了。

减肥打卡第24天

<table>
<tr><td colspan="2">起床时间</td><td colspan="2"></td><td colspan="2">起床体重（千克）</td><td></td></tr>
<tr><td colspan="2">入睡时间</td><td colspan="2"></td><td colspan="2">入睡体重（千克）</td><td></td></tr>
<tr><td colspan="7">饮食</td></tr>
<tr><td>早餐</td><td>加餐</td><td>午餐</td><td>加餐</td><td>晚餐</td><td colspan="2">总摄入量（千卡）</td></tr>
<tr><td></td><td></td><td></td><td></td><td></td><td colspan="2"></td></tr>
<tr><td colspan="7">运动</td></tr>
<tr><td colspan="2">有氧运动</td><td colspan="2">无氧运动</td><td colspan="3" rowspan="2">总消耗量（千卡）</td></tr>
<tr><td>项目</td><td>时间（小时）</td><td>项目</td><td>时间（小时）</td></tr>
<tr><td></td><td></td><td></td><td></td><td colspan="3"></td></tr>
<tr><td colspan="7">今日心得</td></tr>
<tr><td colspan="7"></td></tr>
</table>

长青有话说

我当年体重250斤是全校第一胖，全校第二胖210多斤。他喜欢吃炸鸡、汉堡、薯条、炖肉等，结果21岁就得了脂肪肝、胆结石，年纪轻轻就切了胆，人生痛苦可想而知。这也是我当初减肥的动因之一。

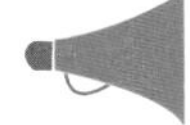

减肥小贴士：高血脂患者应该如何吃

会吃是治疗高血脂的基础。高血脂患者需要牢记以下饮食原则：

低脂、低胆固醇、高膳食纤维、充足蛋白质、适量碳水化合物

这就要求正在减肥的高血脂患者注意以下几个方面：

1. 应多吃的食物

谷薯类及其制品、豆类及其制品、瘦肉、低脂或脱脂奶、鱼类（尤其是深海鱼类）、蔬菜、水果等。

蔬菜可选用洋葱、大蒜、香菇、蘑菇、木耳、银耳、海带、芹菜等。

还可以适当吃一些山楂。

2. 应少吃的食物

肥肉、腊肠、腊肉、黄油、奶油、动物内脏、鱼子、鱿鱼、蛋黄等。

3. 烹调技法

食物制作时多用蒸、煮、拌等少油的烹调方法，尽量不用猪油、棕榈油、黄油，适当选用花生油、芝麻油、大豆油等。

4. 口味选择

高血脂患者应多吃清淡少盐的食物，避免饮食过饱，忌辛辣调味品。

减肥打卡第25天

<table>
<tr><td colspan="2">起床时间</td><td colspan="2"></td><td colspan="2">起床体重（千克）</td><td></td></tr>
<tr><td colspan="2">入睡时间</td><td colspan="2"></td><td colspan="2">入睡体重（千克）</td><td></td></tr>
<tr><th colspan="7">饮食</th></tr>
<tr><td>早餐</td><td>加餐</td><td>午餐</td><td>加餐</td><td>晚餐</td><td colspan="2">总摄入量（千卡）</td></tr>
<tr><td></td><td></td><td></td><td></td><td></td><td colspan="2"></td></tr>
<tr><th colspan="7">运动</th></tr>
<tr><td colspan="2">有氧运动</td><td colspan="2">无氧运动</td><td colspan="3" rowspan="2">总消耗量（千卡）</td></tr>
<tr><td>项目</td><td>时间（小时）</td><td>项目</td><td>时间（小时）</td></tr>
<tr><td></td><td></td><td></td><td></td><td colspan="3"></td></tr>
<tr><th colspan="7">今日心得</th></tr>
<tr><td colspan="7"></td></tr>
</table>

长青有话说

作为一个胖人，抗美食诱惑的能力是必须要具备的。记住：甜品、碳酸饮料、大鱼大肉等，都是我们减肥过程中的拦路虎！

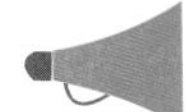

减肥小贴士：外出就餐易造成肥胖的六大杀手

1. 含糖饮料

很多汽水和果汁都非常好喝，但它们真的不适合减肥中的你。这类饮品的主要成分是糖和调味剂，所含热量非常高，通常1杯500 毫升的橙汁就相当于 2 份晚饭的热量。

2. 酒精

外出聚餐喝酒本是常事，但对于减肥的朋友们来说，却是灾难，要知道一小杯酒所含的热量相当于我们一天所需热量的 1/3，而且浓度越高的酒热量也越高。因此面对劝酒，请认真和严肃地说："对不起，我在减肥。"

3. 菜里的浓汤

很多人喜欢吃盘子里剩菜的浓汤，我自己也是一样，单纯以为浓汤很美味，但是浓汤里往往含有大量的盐分和油脂，如果不加控制，会让人在不知不觉中摄入大量的热量，极易造成肥胖。

4. 甜点

甜点是很多胖友难以拒绝的美食，虽然体积不大，但是所含油脂、糖分远远高于米饭、面条等，是减肥者必须控制的食物。

5 奶油、沙拉酱

很多胖友会有这样的想法，外出点餐不吃大鱼大肉，吃一些大拌菜总没有错吧，其实不然。多吃蔬菜没有错，但是大拌菜里往往含有大量的奶油或沙拉酱，1 勺奶油往往含有 45 千卡热量，1 勺沙拉酱有 60 千卡热量，这就导致一盘原本热量不高的蔬菜，因为调料而热量爆表。

6. 肉类

吃肉类最好遵循一个原则，即老百姓常说的俗语“吃 4 条腿的不如吃 2 条腿的，吃 2 条腿的不如吃没有腿的”。日常生活中，我们应多吃没有腿的鱼类，少吃 4 条腿的牛、羊、猪等。

只要胖友们掌握健康饮食的要点，哪怕外出就餐也一样会远离肥胖的。

减肥打卡第26天

<table>
<tr><td>起床时间</td><td colspan="2"></td><td colspan="2">起床体重（千克）</td><td></td></tr>
<tr><td>入睡时间</td><td colspan="2"></td><td colspan="2">入睡体重（千克）</td><td></td></tr>
<tr><th colspan="6">饮食</th></tr>
<tr><td>早餐</td><td>加餐</td><td>午餐</td><td>加餐</td><td>晚餐</td><td>总摄入量（千卡）</td></tr>
<tr><td></td><td></td><td></td><td></td><td></td><td></td></tr>
</table>

<table>
<tr><th colspan="5">运动</th></tr>
<tr><td colspan="2">有氧运动</td><td colspan="2">无氧运动</td><td rowspan="2">总消耗量（千卡）</td></tr>
<tr><td>项目</td><td>时间（小时）</td><td>项目</td><td>时间（小时）</td></tr>
<tr><td></td><td></td><td></td><td></td><td></td></tr>
<tr><th colspan="5">今日心得</th></tr>
<tr><td colspan="5"></td></tr>
</table>

长青有话说

减肥靠运动没有错，但运动减肥所能达到的效果是事半功倍还是事倍功半，在很大程度上取决于我们的运动方法。方法用错了，可能得不偿失。

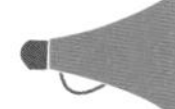

减肥小贴士：爬楼梯能减肥吗

我曾经有一位邻居，她每天回家都不愿意乘电梯，而是选择爬楼梯。有一次我开玩笑问她："是不是害怕电梯突然没电掉下去啊？"她不好意思地回答我，说她只是在减肥而已。

那么，爬楼梯真的能减肥吗？

根据之前学到的知识我们了解到，要想减肥效果好，除了运动时间要足够，运动强度也要达标。如果爬 1 层楼歇 1 分钟，那基本上是没有意义的，所以还是坐电梯吧，别耽误时间了。

爬楼梯大致消耗的热量是可以测算出来的。每上 1 级台阶大约消耗 100 卡路里热量，每下 1 级台阶大约消耗 60 卡路里热量，通过简单估算得知，爬楼梯半小时大概才有跑步机 15 分钟的效果，而爬楼梯要想坚持半个小时以上，非常困难。

另一方面，楼道相对密闭，空气流通不好，长期在这样的地方大口喘气对身体不利。再者，爬楼梯运动容易伤膝盖，导致关节疼，所以平常很少锻炼的朋友最好不要选择这种减肥方式。

减肥打卡第 27 天

起床时间		起床体重（千克）	
入睡时间		入睡体重（千克）	

饮食					
早餐	加餐	午餐	加餐	晚餐	总摄入量（千卡）

运动				
有氧运动		无氧运动		总消耗量（千卡）
项目	时间（小时）	项目	时间（小时）	

今日心得

长青有话说

“每天运动 1 小时，健康工作 50 年，幸福生活一辈子。”我把这句话写下来贴在自己床头，勉励自己不断修炼，成为更好的自己。

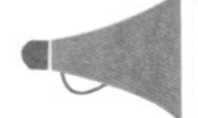

减肥小贴士：走路能减肥吗

在回答这个问题之前，先讲一个走路减肥的故事。在 100 多年前，德国有一位医生，他从 30 岁开始身体越来越胖，心脏功能也因此受到严重影响，后来不得不停止工作到山区休养。到山区后，他每天在山路上行走，只过了 1 个半月，体重就减轻了 8 公斤，心脏功能也得到了恢复。当回到医生工作岗位后，他就大力推广这种方法用来治疗肥胖症，从此以后人们知道原来走路也是可以减肥的。

走路动作简单，几乎人人都会，再加上它的运动强度不大，可以持续很长时间，所以对于重度肥胖者、老年肥胖者及身体体质差一些的朋友来说非常适合。

走路之所以减肥是因为走路可以消耗热量，需要注意的是，走路消耗的热量与走路的速度和持续时间成正比。

每分钟消耗热量 × 走路分钟数 = 消耗的总热量

所以为了达到减肥的最佳效果，每次走路的时间尽可能长，最少保持在 40 分钟以上，以 1~2 小时最佳，每次走路的速度尽可能快，最好达到每分钟 100 米以上。

对于身体弱一些的朋友来说，刚开始走路减肥时，速度可以根据自己的实际情况进行调整，时间和强度可以循序渐进。比如第一周走路 30 分钟，之后每周增加 10 分钟，走路的速度也逐渐加快。可以每周测试一下时间和速度，比如选择同样的路线，计算可以坚持的时间和速度等，以便做到心中有数。

注意：走路时要穿着舒适的鞋子，以保护腿部和膝盖。两眼向前看，挺胸收腹，两肩端平，两臂自然摆动，如果只是松松垮垮地走路，得到的效果也是会大打折扣的。

减肥打卡第28天

起床时间		起床体重（千克）			
入睡时间		入睡体重（千克）			
饮食					
早餐	加餐	午餐	加餐	晚餐	总摄入量（千卡）

运动				
有氧运动		无氧运动		总消耗量（千卡）
项目	时间（小时）	项目	时间（小时）	

今日心得

长青有话说

运动虽然辛苦，却让我们终身受益。但是如果运动后有什么错误的生活习惯，不仅影响运动的效果，还有可能产生严重的后果。

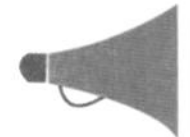

减肥小贴士：运动之后要注意的问题

1. 不能立即蹲坐

剧烈运动后，应该继续保持一定量的慢走，或做一些简单的放松体操，来调整一下剧烈运动后急促的呼吸，促使四肢血液回流心脏，这样可以有效消除疲劳，帮助我们尽快恢复体力。

2. 不要贪吃冷饮

运动后往往会有燥热和口渴现象，这个时候应该适量补充白开水或淡盐水，切记不要立即贪吃大量冷饮，否则轻则肠胃难受，重则危及生命。这绝不是危言耸听，心存疑虑的胖友们不妨查一下到底有多少“剧烈运动后喝冷饮猝死”的悲剧发生。

3. 不要立即吃饭

剧烈运动后，不要着急吃饭，否则不仅会加重肠胃消化负担，甚至会引起肠胃功能紊乱或更严重的肠胃疾病。

4. 不要吸烟

运动后吸烟是很伤害肺的做法。这个时候如果实在忍不住，可以通过喝水或是吃水果来缓解一下。

5. 不要立刻洗澡

运动后要休息一会儿，等脉搏平稳、身体恢复正常之后再洗澡。以洗温水澡为宜，杜绝冷水澡，这样做能有效去除汗臭、缓解疲劳。

减肥打卡第 29 天

<table>
<tr><td colspan="2">起床时间</td><td colspan="2"></td><td colspan="2">起床体重（千克）</td><td></td></tr>
<tr><td colspan="2">入睡时间</td><td colspan="2"></td><td colspan="2">入睡体重（千克）</td><td></td></tr>
<tr><th colspan="7">饮食</th></tr>
<tr><td>早餐</td><td>加餐</td><td>午餐</td><td>加餐</td><td>晚餐</td><td colspan="2">总摄入量（千卡）</td></tr>
<tr><td></td><td></td><td></td><td></td><td></td><td colspan="2"></td></tr>
<tr><th colspan="7">运动</th></tr>
<tr><td colspan="2">有氧运动</td><td colspan="2">无氧运动</td><td colspan="3" rowspan="2">总消耗量（千卡）</td></tr>
<tr><td>项目</td><td>时间（小时）</td><td>项目</td><td>时间（小时）</td></tr>
<tr><td></td><td></td><td></td><td></td><td colspan="3"></td></tr>
<tr><th colspan="7">今日心得</th></tr>
<tr><td colspan="7"></td></tr>
</table>

长青有话说

普天同庆，奔走相告：我终于能买到中码的裤子了!!! 达到这一目标不容易，都是我长期以来严格要求自己的结果。

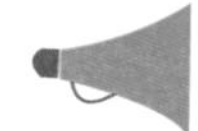

减肥小贴士：碳酸饮料对身体的危害

1. 越喝越渴

我们经常看到很多人运动过后喜欢喝一瓶碳酸饮料，这对身体健康是非常不利的，运动后喝碳酸饮料不仅不能解渴，还会加重口渴的程度。因为碳酸饮料中含有大量的色素、添加剂、防腐剂等，这些成分在体内代谢时会消耗大量的水分。另外碳酸饮料中含有的咖啡因也具有利尿作用，这些都会加速水分排出。

要想戒掉碳酸饮料，建议大家每当想喝饮料时最好先喝上一大杯水，当喝完一大杯水后再来决定还要不要喝饮料，估计这个时候十有八九已经不想喝了。这是因为通常我们自以为很想喝饮料时，其实并不是真的想喝某种特定饮料，而只是口渴导致的生理反应。当我们填饱了足够的水，相信我，你已经具有抵御这种欲望的能力了。

2. 导致肥胖

碳酸饮料热量极高，仅一小瓶的热量就能达到100~200千卡，是减肥路上的拦路虎。

3. 损伤牙齿

碳酸饮料中的酸性物质会软化牙釉质，导致牙齿损坏。

4. 影响消化

大量的二氧化碳在抑制饮料中细菌的同时，对人体内的有益菌也会产生抑制作用，因此会导致消化系统跟着受损。特别是现在的年轻人，喝饮料没量，一下喝太多，饮料中释放出的二氧化碳很容易引起腹胀，轻者影响食欲，重者会造成肠胃功能紊乱，引发胃肠疾病。

5. 导致骨质疏松

大部分碳酸饮料都含有磷酸，磷酸的过量摄入会影响人体内钙的吸收，导致钙、磷比例失调。人体内一旦钙缺失，就会导致骨质疏松。研究表明，经常喝可乐、雪碧的人骨折概率会比不喝的人高了好几倍。

减肥打卡第30天

起床时间		起床体重（千克）			
入睡时间		入睡体重（千克）			
饮食					
早餐	加餐	午餐	加餐	晚餐	总摄入量（千卡）
运动					
有氧运动		无氧运动		总消耗量（千卡）	
项目	时间（小时）	项目	时间（小时）		
今日心得					

长青有话说

我想告诉胖友们，减肥的道路并不平坦，遇到困难的时候，最重要的就是坚持和毅力。不要焦躁，要学会分析原因，稳扎稳打。因为在我们将要取得的成绩之前，所有的困难都是纸老虎！

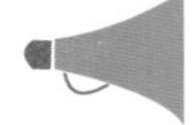

减肥小贴士：日常激励减肥小妙招

大家都知道减肥一定要坚持，但很多人减肥都是三天打鱼，两天晒网，受到刺激时就开始疯狂减肥，热度一过，什么都变成浮云。坚持不是说说而已，更不是残酷压迫，这其中有一些小技巧，我今天来和胖友们分享一下。

1. 奖励机制

比起从不奖励自己的人，经常奖励自己的减肥者更容易获得成功。

我刚开始减肥的时候，父母答应我说，只要我减掉 20 斤就带我去国外玩一圈。当时我非常期待，以至再怎么努力减肥也不觉得苦。

我的减肥营里有一位女学员，她减肥之前重 150 斤，她老公说只要她能瘦到 100 斤，就带她去欧洲重拍一次婚纱照。最终她 3 个月就瘦到了 100 斤，如愿以偿，实现了欧洲旅行，后来还非常开心地给我们分享了去爱尔兰重拍的婚纱照。

所以我建议胖友们，为了能更有动力地减肥，多和家人们许下减肥成功后的美好约定。

2. 自我鞭策

在减肥期间，大家可以在自己经常看得到的地方挂些励志标语来激励自己。现在胖友圈流行很多减肥短语，比如“要么瘦，要么死”“一白遮百丑，一胖毁所有”“女生不对自己狠心，男生就会对女生狠心”，等等。胖友们可以选择适用于自己的，抄录下来，贴在床头、餐桌、卫生间等地方，时刻鞭策自己。

除此之外，还可以在餐桌上放一组胖瘦美女或帅哥的对比照片，一方面在吃饭时提醒自己，只要努力就可以瘦成照片中美好的样子；另一方面提醒自己，如果对自己放任自流，很快就会变成那个更加臃肿的样子。

3. 记录过程

坚持记录自己三餐和体重变化的人能更快地瘦下来。我们要养成每天记录的习惯，记录下自己的运动形式、运动时间、运动强度，甚至心理状态、体能水平、睡眠情况和饮食习惯等。因为这些记录，一方面可以给你带来逐渐成长的成功感；另一方面能帮你总结出一些更适合自己的减肥方法，从而在减肥的道路上少走弯路。

4. 专为减肥留出时间

很多人会因为“晚上加班了，好累啊”“今天有聚会”等，告诉自己：“算了吧，少锻炼一天也没关系。”这就大错特错了，因为偷懒是非常容易养成习惯的。一旦养成了这种习惯，之前所有的努力很快就会土崩瓦解。为了改变这种“以后再说吧”的状态，我建议胖友们每天专门给自己划定一个用于减肥的时间。

通常情况下人们不是没时间，而是对减肥没有足够的重视。建议大家在电脑上贴上即时贴或设定闹钟提醒自己，每天在固定的时间锻炼。

比如，“晚上 8 点了，我的减肥时间到了！为了身体我必须花这

1小时。”

当每天在相同的时间做相同的事时，我们就能逐渐养成习惯。一旦形成了固定的模式，每天的健身就会和公司会议一样重要。这样减肥大业的成功指日可待。

阶段总结：

减肥打卡第 31 天

起床时间			起床体重（千克）		
入睡时间			入睡体重（千克）		
饮食					
早餐	加餐	午餐	加餐	晚餐	总摄入量（千卡）
运动					
有氧运动		无氧运动		总消耗量（千卡）	
项目	时间（小时）	项目	时间（小时）		
今日心得					

长青有话说

保持体重是一辈子的事。一辈子很长，“冰冻三尺非一日之寒”，从胖到瘦，绝不是一朝一夕的事情。一辈子又很短，没有一朝一夕的坚持努力，就想要一个健康苗条的身体，几乎是不可能的。

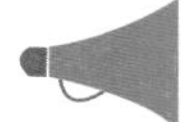

减肥小贴士：该怎样补充蛋白质

蛋白质食用过多会导致肥胖吗？理论上讲不会。

首先，蛋白质虽然可以产生热量，但是与糖类、脂肪相比，产生的热量太少，即使蛋白质过剩，也很难转化为脂肪；其次，蛋白质的补充主要依靠蛋、鱼、虾类食物，此类食物在日常生活中食用过量的可能性比较小。而且对于完成修补人体组织、构成各种生物活性这两大任务来说，人平时所摄入的蛋白质都不一定足量，哪还有精力去给肥胖凑热闹？

所以，胖友们可以不必刻意减少蛋白质的摄入，尤其对孩子来说，反而应该适当增加蛋白质的摄入，因为蛋白质是促进人体生长发育的重要营养物质。

富含蛋白质的食物主要有：

1. 豆类

黄豆、黑豆、青豆及其加工制品，比如豆腐、豆干等都含有大量的蛋白质。豆类食物中蛋白质含量是猪肉的两倍，因此被称为“地里长出来的肉”。同时豆类产品中富含的膳食纤维，可以促进肠道蠕动、加速消化、降低胆固醇、调节胃肠功能及胰岛素水平，是减肥人群必备食材。

2. 鸡胸肉

鸡胸肉含有丰富的蛋白质且脂肪含量低，并含有大量的维生素 A、铁元素、磷脂等，对人体瘦身、增肌、生长发育有很好的效果。

3. 鱼肉

鱼类食品富含优质蛋白，低脂易消化。鱼肉中含有的维生素及 ω-3 脂肪酸，能抗氧化，有效改善心血管健康；所含脂肪多由不饱和脂肪酸组成，具有降低胆固醇的作用；因此鱼肉是减肥人群不错的选择。

4. 鸡蛋

每 100 克鸡蛋含蛋白质约 13 克，其所含蛋白质的氨基酸比例很适合人体生理需要，易被机体吸收，利用率高达 98% 以上，营养价值很高。因此建议胖友们每天吃 1 个鸡蛋，不用担心长胖。

减肥打卡第32天

<table>
<tr><td colspan="2">起床时间</td><td colspan="2"></td><td colspan="2">起床体重（千克）</td><td></td></tr>
<tr><td colspan="2">入睡时间</td><td colspan="2"></td><td colspan="2">入睡体重（千克）</td><td></td></tr>
<tr><th colspan="7">饮食</th></tr>
<tr><td>早餐</td><td>加餐</td><td>午餐</td><td>加餐</td><td>晚餐</td><td colspan="2">总摄入量（千卡）</td></tr>
<tr><td></td><td></td><td></td><td></td><td></td><td colspan="2"></td></tr>
<tr><th colspan="7">运动</th></tr>
<tr><td colspan="2">有氧运动</td><td colspan="2">无氧运动</td><td colspan="3" rowspan="2">总消耗量（千卡）</td></tr>
<tr><td>项目</td><td>时间（小时）</td><td>项目</td><td>时间（小时）</td></tr>
<tr><td></td><td></td><td></td><td></td><td colspan="3"></td></tr>
<tr><th colspan="7">今日心得</th></tr>
<tr><td colspan="7"></td></tr>
</table>

长青有话说

碳水化合物是人类的好朋友，我们不要视碳水化合物为敌人。

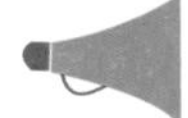

减肥小贴士：该不该吃主食

拒绝主食似乎成了很多人自以为的瘦身捷径。我有一位学员，她之前减肥时发狠饿了自己 10 天，粒米未沾，只吃水果和蔬菜，硬是把自己从 95 斤饿到 86 斤。当然后来的故事大家都知道，反弹得一塌糊涂，当恢复正常饮食后，仅仅 1 个月体重就飙升到了 110 斤。不吃主食，付出的代价是惨痛的。

米饭和面食都是主食，它们主要提供糖和碳水化合物。糖作为三大供能营养物质之一，提供机体 70% 以上的能量。碳水化合物则可以迅速补充身体所消耗掉的能量。因此主食一定要吃，只是需要有所取舍。

1. 需要避免的主食

各种甜面包、烧饼、油条、油饼、麻团、炸糕等。加了油、盐、糖的主食会促进食欲，会让人在不知不觉间多吃，同时此类主食含有较高的热量，其维生素和矿物质含量又很低，不利于身体健康。

2. 需要减少的主食

白馒头、白米饭、白米粥、白面饺子、白面包子、年糕、糯米团、米粉等。它们饱腹感较低，维生素含量少，餐后血糖上升速度快，不利于控制体重。

3. 适宜的主食

各种粗粮类主食。在摄入主食方面，建议大家用各种粗粮杂豆来代替一部分精米白面，不仅可以降低卡路里，还可以大大提高饱腹感，让人吃过之后好几个小时都不觉得饿。

比如说，喝一大碗白米粥，2 小时不会感觉饿；而喝同样一大碗红豆燕麦粥，干物质一样多，却能坚持 4 个小时不饿。吃一个 100 克白面粉做的馒头，根本不觉得饱；而吃一个 80 克全麦粉做的馒头，饱腹感却很强。

从营养学角度来说，吃这些粗粮做的主食，按同样多淀粉量来计算，所含的维生素 B1、B2、钾、镁等营养素，都是白米饭的好几倍！

注意：减肥期间该吃主食时还是要吃的，但是要学会取舍，多吃营养健康、热量少的主食，少吃高糖、高油、高热量的。掌握了吃主食的技巧，减肥就会越来越轻松！

减肥打卡第 33 天

<table>
<tr><td>起床时间</td><td colspan="2"></td><td colspan="3">起床体重（千克）</td><td colspan="2"></td></tr>
<tr><td>入睡时间</td><td colspan="2"></td><td colspan="3">入睡体重（千克）</td><td colspan="2"></td></tr>
<tr><td colspan="8">饮食</td></tr>
<tr><td>早餐</td><td>加餐</td><td>午餐</td><td>加餐</td><td colspan="2">晚餐</td><td colspan="2">总摄入量（千卡）</td></tr>
<tr><td></td><td></td><td></td><td></td><td colspan="2"></td><td colspan="2"></td></tr>
<tr><td colspan="8">运动</td></tr>
<tr><td colspan="3">有氧运动</td><td colspan="3">无氧运动</td><td colspan="2" rowspan="2">总消耗量（千卡）</td></tr>
<tr><td>项目</td><td colspan="2">时间（小时）</td><td>项目</td><td colspan="2">时间（小时）</td></tr>
<tr><td></td><td colspan="2"></td><td></td><td colspan="2"></td><td colspan="2"></td></tr>
<tr><td colspan="8">今日心得</td></tr>
<tr><td colspan="8"></td></tr>
</table>

长青有话说

减肥应该低油、低脂没错，但点油不进也是不科学的，学会正确地摄入油脂是每个减肥者的必修课。

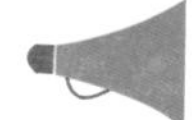

减肥小贴士：应该如何摄入油脂

完全不摄入油脂，会导致皮肤干燥，头发失去光泽，需要通过燃烧脂肪才能工作的激素就会失去作用，我们会变得很难增加肌肉，甚至变得虚弱。如果是女性还可能会出现月经不调、生理期综合征等情况。

更有研究表明，如果保持热量极低的饮食一段时间后，控制血糖的胰岛素或升糖素等就会失调。一旦这两种内分泌失衡，身体就会启动储备的肝糖来保护肝脏，开始将全身的三酸甘油酯聚集到肝脏，从而形成营养缺乏性脂肪肝，也就是因为剧烈节食而导致的脂肪肝。

因此，对于想要减肥的胖友们来说，不论是动物脂肪还是植物脂肪，都是必要的。真正的减肥不是要我们不吃油脂、不吃荤菜，而是要学会控制脂肪摄入，多吃“吃不胖的油”。

少吃：

人造奶油、人造黄油、起酥油	富含饱和脂肪酸，很难被消化，多吃致癌
橄榄油、芝麻油、稻米油	富含 ω-9 不饱和脂肪酸，但 ω-9 不饱和脂肪酸人体可合成，没有太大必要通过食物获取
大豆油、菜籽油、葵花油、玉米油	富含 ω-6 不饱和脂肪酸，摄入过多会使血液黏稠，引起脑梗死、心肌梗死甚至癌症

多吃：

亚麻籽油、紫苏油、核桃油、深海鱼油	富含 ω-3 不饱和脂肪酸，ω-3 不饱和脂肪酸是大脑和脑神经的重要营养成分，具有疏通血管、软化细胞、抑制炎症的作用

减肥打卡第 34 天

起床时间		起床体重（千克）	
入睡时间		入睡体重（千克）	

饮食					
早餐	加餐	午餐	加餐	晚餐	总摄入量（千卡）

运动				
有氧运动		无氧运动		总消耗量（千卡）
项目	时间（小时）	项目	时间（小时）	

今日心得

长青有话说

肥胖并不可怕，可怕的是你因为肥胖而失去信心，失去享受美好生活的乐趣；可怕的是你一直到老也没有掌握一个科学的减肥技巧。

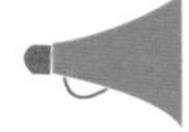

减肥小贴士：吃肉的学问

很多人都说减肥期间不应该吃肉，我认为这是不对的。因为肉类对于人体来讲不可或缺。

肉类富含蛋白质，饱腹感强，如果完全不吃肉，我们需要吃更多的主食才能把蛋白质补上，而且植物蛋白的利用率往往不如动物蛋白那么高。肉类能提供丰富的 B 族维生素、铁和锌，尤其是维生素 B_1（猪肉中含量较高），是身体热量代谢必不可少的营养素。没有它们，我们吃进去的热量很难被消耗掉，最后变成脂肪堆积起来。

所以减肥时别以为吃肉类就会胖，只要食用方法正确，不仅不会长胖，还会促进减肥。当然虽然肉必须要吃，并不代表我们就可以放开肚皮随便吃。

1. 肉的选择

按颜色分，肉类可以分成红色、浅色和无色三种。

红色肉类主要包括猪肉、牛肉。

浅色肉类主要包括鸡肉、鸭肉、鱼肉等。

无色肉类主要包括水生贝壳类动物肉，如蛤肉、牡蛎等。

如果想要吃肉又减肥，推荐选择浅色或无色肉类。如果想吃红色肉，建议选择去皮的牛里脊、猪里脊，少吃五花肉、雪花牛肉、肥羊肉等脂肪含量丰富的肉。

2. 量的拿捏

不要吃过量，毕竟它们都属于高热量食物，每天瘦肉在 100 克左右即可满足需求。100 克左右的肉，大概会像一个红枣那样大。每周吃两次鱼，以 200 克为宜。

3. 烹饪方法

同样的食物，选择不同的烹饪方式，会造成热量的巨大差别。烹饪方式热量比较，通常会呈现出下面这种状态：拌 < 蒸 < 煮 < 炒 < 卤 < 熘 < 煎 < 炸 < 烤 。

为了避免摄入多余的油脂，尽量多采取凉拌、清蒸、水煮的烹饪方式，少用煎、炸、烤的烹饪方式。

4. 吃肉时间

如果喜欢吃肉类，最好选在中午，晚上应以清淡为主。

减肥打卡第 35 天

起床时间		起床体重（千克）	
入睡时间		入睡体重（千克）	

饮食					
早餐	加餐	午餐	加餐	晚餐	总摄入量（千卡）

运动				
有氧运动		无氧运动		总消耗量（千卡）
项目	时间（小时）	项目	时间（小时）	

今日心得

长青有话说

我一直觉得，人这一辈子吃东西的量是有限定的。如果年轻时狂吃，30 岁时就已经吃了别人一辈子的食物，那么以后可能会因为得病而吃不下去。为了身体健康，大家千万不要胡吃海塞。

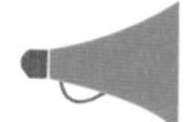

减肥小贴士：一日三餐的合理分配法则

我在 100 天减 100 斤的过程中，总结了一套属于自己的三餐比例，即早餐、午餐、晚餐三餐比例是 5 ∶ 4 ∶ 1，胖友们可要尝试一下，看是否管用。

1. 早餐

因为早晨代谢较快，即使多吃些，也不容易长胖，所以早晨应该吃掉每天饭量的一半。早餐最好的时间是早晨 7 点到 9 点。这段时间，人体内会自然产生胃结肠反射现象，简单说就是排便。若不吃早餐成了习惯，时间长了，可能会造成胃结肠反射作用失调，产生便秘，同时会影响新陈代谢，容易得胆结石或其他代谢性疾病。

理想的高质量早餐应该包括以下几类食物：
谷薯主食类、豆类、蔬菜类、水果类、蛋奶类和粥汤类。

如果你的早餐食物中含有以上六类食物，或包含了其中的五类，就属于优质早餐；若包含其中四类，早餐质量标准算较好；只包括三类，算及格；若只有两类或一类，则早餐质量差，不及格。

注意：

（1）早餐如果喝牛奶，请以脱脂奶为主。

（2）吃早餐时，主食一定不能少，这样才能吃得更营养，耐饥的时间也更久。

（3）不要一起床就马上吃早餐，太早进食早餐，脾胃还在休息，容易给肠胃造成负担。最好是活动 20 分钟后再吃早饭。

2. 午餐

午餐我给它的比例是 4，也就七八分饱的感觉。午餐每多一分，胃部就会从大脑处多抢一分血液来进行消化，而大脑长期处于缺血缺氧的状态，势必造成下午的工作效率大大降低。

午餐最好选在 11点到下午1点吃，忍着不吃或忙得不吃只会增加晚餐暴饮暴食的概率，不仅容易导致肥胖，还有可能会引发胃病。

午餐要吃得慢一些，吃饭不是打仗，即使再忙，为了健康一顿午餐也应该吃上至少 20 分钟，狼吞虎咽除了会导致消化不良、增加胃肠负担外，还会让你吃进去过多的食物。

中午切莫拒绝主食，不然下午会饿得两眼发昏。吃饭时先吃热量低、膳食纤维高的食物，能有效促进肠胃消化，并限制较高热量食物的摄入。

饮食顺序：清汤→蔬菜→肉类→主食

减肥不仅要看吃掉食物量的多少，还要看热量的多少。有时候只吃 1 个面包增加的热量并不比一顿正式的午餐要少哦。

3. 晚餐

至于晚餐，我给它的比例是 1，即只吃一些清淡的东西充饥即可。可以多吃些低卡但饱腹感强的食物，比如苹果、玉米或者水煮菜等，切忌大鱼大肉。炸、咸、甜的食品也最好不要碰！主食要少吃，尤其要少吃面食。

晚餐后不要立即坐下，可先站立 30 分钟，也可以出去散散步。如果是跑步、做减肥操这样的活动，在饭后 1~2 个小时做最理想。

晚饭不要吃得过晚。最好养成睡前 3~4 小时不吃东西的好习惯，这样才可以避免食物无法被消耗而囤积在体内变成肥肉。这几年我辅导的所有减肥成功的学员中，他们虽然饮食习惯不同、运动时间不同，但是却有一个共同的习惯，就是晚上 7 点后不吃任何东西，只喝水（在减肥期间水可以适量多喝，不存在喝水长胖的说法）。这是他们能减肥成功的一个重要原因，也是我本人可以 100 天减肥 100 斤的秘诀。

减肥打卡第 36 天

起床时间		起床体重（千克）			
入睡时间		入睡体重（千克）			
饮食					
早餐	加餐	午餐	加餐	晚餐	总摄入量（千卡）

运动				
有氧运动		无氧运动		总消耗量（千卡）
项目	时间（小时）	项目	时间（小时）	

今日心得

长青有话说

大家是不是会有“反正总有办法瘦下来”的想法，而放松了对运动的要求呢？要想减肥成功，随时随地保有减肥意识是非常重要的。

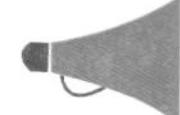

减肥小贴士：靠墙站——饭后小动作，减肥又塑形

饭后靠墙站是一项非常简单的运动，经常练习可以有效预防脊柱退化，纠正含胸驼背，有助于增强人体后背力量，紧致皮肤，改善身形。

靠墙站的基本站姿

（1）后脑勺贴墙，下巴保持水平，头部稍微往后倾斜。

（2）肩胛骨紧贴墙面，两肩同高呈水平线，手臂伸直自然下垂。

（3）抬头挺胸，挺直上半身。

（4）臀部肌肉往内侧夹紧，收缩大腿内侧肌肉。

（5）小腿肚贴墙，脚掌并拢，脚后跟贴墙。

保持这种姿势十分累人，最开始练习可以只坚持 2 分钟，等到适应后，再逐渐延长时间。

需注意：

（1）靠墙站之前要做好准备活动，让身体充分活动开。

（2）最好穿平底鞋，否则有可能会引起腿部和腰部不适。

（3）站后慢走 5 分钟，避免下半身浮肿。如果是在家练习，站立后还可以躺在床上抬高腿，或者泡泡脚，以放松全身。

减肥打卡第37天

<table>
<tr><td colspan="2">起床时间</td><td colspan="2"></td><td colspan="3">起床体重（千克）</td><td></td></tr>
<tr><td colspan="2">入睡时间</td><td colspan="2"></td><td colspan="3">入睡体重（千克）</td><td></td></tr>
<tr><th colspan="8">饮食</th></tr>
<tr><td>早餐</td><td>加餐</td><td>午餐</td><td>加餐</td><td colspan="2">晚餐</td><td colspan="2">总摄入量（千卡）</td></tr>
<tr><td></td><td></td><td></td><td></td><td colspan="2"></td><td colspan="2"></td></tr>
<tr><th colspan="8">运动</th></tr>
<tr><td colspan="3">有氧运动</td><td colspan="3">无氧运动</td><td colspan="2" rowspan="2">总消耗量（千卡）</td></tr>
<tr><td>项目</td><td colspan="2">时间（小时）</td><td>项目</td><td colspan="2">时间（小时）</td></tr>
<tr><td></td><td colspan="2"></td><td></td><td colspan="2"></td><td colspan="2"></td></tr>
<tr><th colspan="8">今日心得</th></tr>
<tr><td colspan="8"></td></tr>
</table>

长青有话说

再坚持十几天，你的目标就要实现了，想一想，是不是充满了幸福感和动力？

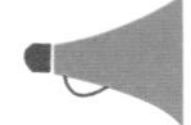

减肥小贴士：应该如何摄入高纤维食物

要想减肥效果好，就要在饮食中多增加纤维丰富的食物，这样一来，既可以增加营养保持身体健康，又可以提升饱腹感，减少热量摄入。

那么高纤维食物有哪些呢?

1. 豆类

豆类的纤维含量十分丰富，尤其是青豆、扁豆和豌豆。豆类食品还含有丰富的蛋白质、B 族维生素、钙等营养物质，脂肪含量低，对人体健康有益。

2. 蔬菜

我们平时见到的芹菜、菠菜、西兰花、香菇、海带、竹笋、空心菜、甘蓝菜、胡萝卜等蔬菜，含有大量的纤维素。比如芹菜，富含纤维素，能促进肠胃蠕动和排毒，同时芹菜的热量很低，水分含量占 95%，一棵芹菜大约含有 4~5 卡路里的热量，但为了消耗这 4~5 卡路里的热量，人体会额外付出更多的热量，是名副其实的负卡路里食物。

3. 水果

富含纤维素的水果有樱桃、石榴、苹果、橘子、奇异果、圣女果、葡萄柚、木瓜等。

减肥打卡第38天

<table>
<tr><td colspan="2">起床时间</td><td colspan="2"></td><td colspan="2">起床体重（千克）</td><td></td></tr>
<tr><td colspan="2">入睡时间</td><td colspan="2"></td><td colspan="2">入睡体重（千克）</td><td></td></tr>
<tr><td colspan="7">饮食</td></tr>
<tr><td>早餐</td><td>加餐</td><td>午餐</td><td>加餐</td><td>晚餐</td><td colspan="2">总摄入量（千卡）</td></tr>
<tr><td></td><td></td><td></td><td></td><td></td><td colspan="2"></td></tr>
<tr><td colspan="7">运动</td></tr>
<tr><td colspan="2">有氧运动</td><td colspan="2">无氧运动</td><td colspan="3" rowspan="2">总消耗量（千卡）</td></tr>
<tr><td>项目</td><td>时间（小时）</td><td>项目</td><td>时间（小时）</td></tr>
<tr><td></td><td></td><td></td><td></td><td colspan="3"></td></tr>
<tr><td colspan="7">今日心得</td></tr>
<tr><td colspan="7"></td></tr>
</table>

长青有话说

给胖友们一个小建议：逛超市时，最好绕开零食货架；逛网上商城，少看美食页面。如果我们抵抗不住零食的诱惑，那么就尽量避免和它们“狭路相逢”。

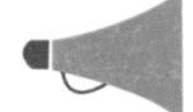

减肥小贴士：减肥可以吃零食吗

大家在便利店买东西时，要养成一个习惯，买必备的三餐即可，多余的零食千万不要买；如果要买，也要尽可能地多比较包装上的热量表。生活是我们自己选择的，你是希望自己减肥成功、受人尊重，还是瞎吃胡吃、身体越发臃肿呢？

零食分为两种：垃圾食品和有营养的零食。

1. 垃圾食品

垃圾食品是指仅仅提供一些热量，别无其他营养素的食物。减肥期间垃圾食品应该禁止，就算不减肥的朋友们，也应该要少吃一些。

在减肥期间，像蜜饯、辣条、薯片、雪糕等含有大量糖分、食品添加剂的食物，我们最好还是敬而远之。只要我们正常吃饭，所获得的营养维持正常的身体所需已经足够了，不需要再额外补充零食。

2. 有营养的零食

有营养的零食一般指的是坚果。对于减肥的胖友来说，吃坚果，我推荐以下 3 种：

花生：

花生中的脂肪、蛋白质和纤维素有助于增强饱腹感。哈佛大学研究发现，含有适量花生和花生酱的饮食，比同等热量的低脂饮食更容易帮助大家减肥。

核桃：

核桃可以降低胆固醇。每天吃 30 克核桃，坚持 1 个月，就可以使胆固醇显著降低。

腰果：

腰果可以消除疲劳。腰果含铁量是牛肉的两倍。铁有助于给全身供氧，有效预防疲劳和注意力减退。

但是因为富含油脂，过多食用坚果也是不可取的。尤其是千万不要边看电视边吃瓜子、花生，那样会不知不觉中吃进很多油脂。记住一个原则：无论是什么样的坚果，一次最多只吃一小把。

减肥打卡第39天

<table>
<tr><td colspan="2">起床时间</td><td colspan="2"></td><td colspan="2">起床体重（千克）</td><td></td></tr>
<tr><td colspan="2">入睡时间</td><td colspan="2"></td><td colspan="2">入睡体重（千克）</td><td></td></tr>
<tr><th colspan="7">饮食</th></tr>
<tr><td>早餐</td><td>加餐</td><td>午餐</td><td>加餐</td><td>晚餐</td><td colspan="2">总摄入量（千卡）</td></tr>
<tr><td></td><td></td><td></td><td></td><td></td><td colspan="2"></td></tr>
<tr><th colspan="7">运动</th></tr>
<tr><td colspan="2">有氧运动</td><td colspan="2">无氧运动</td><td colspan="3" rowspan="2">总消耗量（千卡）</td></tr>
<tr><td>项目</td><td>时间（小时）</td><td>项目</td><td>时间（小时）</td></tr>
<tr><td></td><td></td><td></td><td></td><td colspan="3"></td></tr>
<tr><th colspan="7">今日心得</th></tr>
<tr><td colspan="7"></td></tr>
</table>

长青有话说

减肥期间不光要明白吃的食物究竟有多少热量，更要明白自己吃进去的到底是什么！看懂成分表，是健康饮食的一个很重要的前提。

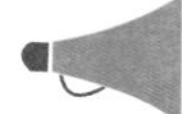

减肥小贴士：深加工食物是否可以吃

经常听到有人说喜欢吃巧克力，每当这个时候我就会问他：“你吃的是什么巧克力？”他就回答我说：“就是超市、便利店卖的那种巧克力啊。”可实际上，你吃的很有可能并不是真正的巧克力。

大家去超市买东西的时候一定要养成看成分表的习惯。真巧克力的成分表里，可可粉应该排在第一位，砂糖在第二位或者更靠后。而市面上很多巧克力成分表里，第一位是白砂糖，这就说明，这些并不是真正的巧克力，而是巧克力味的糖。吃这类巧克力就是在吃糖！

还有很多人在减肥期间，饿了就会吃面包充饥。可是我们买的面包是真正的面包吗？思考一下，为什么面包店的面包很快就会变质，而便利店的面包却可以放一周不坏？ 这是因为，很多厂家为了让面包的保质期更长，添加了一定分量的防腐剂，很多食品包装袋上也已经标注了防腐剂，只是我们不看罢了。还有些面包，含有大量的芝士、奶油、牛油等，这些面包的热量非常高，极易导致肥胖。

如果一定要吃面包，尽量选择无糖、无油脂、没有太多盐的天然面包。比如无添加剂的原味全麦面包，这些面包粗纤维含量高，可以通便排毒、清理肠道。法式主食面包和俄式大列巴都属于这一类，营养价值不输馒头。如果胖友们实在是对面包比较钟爱，可以买个烤箱自己烤，这样既能吃到放心健康的美食，又能增加生活的乐趣，活动量增多还能消耗热量，实在是一举多得。

少吃深加工食物，是我一贯坚持的原则。因为这类食物里往往包含了很多防腐剂、反式脂肪酸、糖分和食用色素等，这些东西会造成体内代谢紊乱，促进脂肪堆积。还有很多号称无添加、低盐的商品容易被人误认为健康食品。比如低盐食品，可能是用合成调味剂来增加味道，还有些无法通过加盐来保存的食物，可能是通过人工防腐剂来保存的。所以在购买时，要特别注意成分表的标示。

减肥打卡第40天

<table>
<tr><td>起床时间</td><td></td><td colspan="2">起床体重（千克）</td><td colspan="2"></td></tr>
<tr><td>入睡时间</td><td></td><td colspan="2">入睡体重（千克）</td><td colspan="2"></td></tr>
<tr><td colspan="6">饮食</td></tr>
<tr><td>早餐</td><td>加餐</td><td>午餐</td><td>加餐</td><td>晚餐</td><td>总摄入量（千卡）</td></tr>
<tr><td></td><td></td><td></td><td></td><td></td><td></td></tr>
</table>

<table>
<tr><td colspan="5">运动</td></tr>
<tr><td colspan="2">有氧运动</td><td colspan="2">无氧运动</td><td rowspan="2">总消耗量（千卡）</td></tr>
<tr><td>项目</td><td>时间（小时）</td><td>项目</td><td>时间（小时）</td></tr>
<tr><td></td><td></td><td></td><td></td><td></td></tr>
<tr><td colspan="5">今日心得</td></tr>
<tr><td colspan="5"></td></tr>
</table>

长青有话说

50 天就快要结束了，朋友们现在的体重是多少呢，有没有达到当初的预期？无论如何都请继续坚持下去，因为锻炼永远不会背叛你。

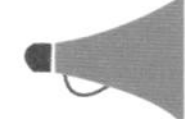

减肥小贴士：节食可以减肥吗

节食就是一种短期的“地狱式”的减肥方式。因为一旦停止节食，体重不仅不能维持原样，反而会变本加厉地反弹。

如果是为了健康而减肥，我建议大家不要简单节食。节食除了会让人产生饥饿感，还会使人体产生一系列不良症状。

1. 体内蛋白质被消耗

节食就是吃得少，当身体吸收营养不够充分时，就会优先消耗体内蛋白质而非脂肪。蛋白质通常不会被完全分解，从而产生自由基，而自由基是人体疾病及衰老的“罪魁祸首”。

2. 基础代谢率下降，成为易胖体质

长期节食会使我们身体缺乏营养，为了维持生命的正常活动，基础代谢率会降低，这样减肥效率就会随之下降，反而让我们容易养成易胖体质，容易遇到平台期。

3. 极易反弹

胖友们经常开玩笑说“越减越肥”，通常就是由节食减肥带来的。当节食减肥达到瓶颈时，很多胖友会自暴自弃，开始恢复正常饮食。而此时脂肪细胞由于长时间被抑制，此时一放松，就像紧绷的弹簧恢复了原来的弹性，会加速成长及扩张。外加因为节食而低到可怜的基础代谢率，脂肪就会如雨后春笋般堆积起来。

4. 各种维生素不足

缺少维生素会影响皮肤的弹性及光泽，使身体排毒功能出现障碍，抵抗力明显下降。其中缺少维生素 A 容易引起肠胃及泌尿系统感染，甚至影响生殖系统。缺少 B 族维生素会使碳水化合物及脂肪代谢变慢。

5. 导致骨质疏松

过度盲目减肥，很容易导致骨质疏松。一般蔬菜和水果中钙含量少，几乎不含脂肪，长期只吃蔬菜和水果会导致体内激素分泌紊乱，影响钙与骨结合，容易出现骨质疏松。

6. 影响记忆力

脑工作的主要动力来源于脂肪，它能刺激大脑，加速大脑处理信息的能力，增强短期与长期记忆。过度节食者体内脂肪摄入量和存贮量不足，机体营养匮乏，会使脑细胞受损严重，直接影响记忆力。

7. 胃部不适和胃痛

节食时，由于突然减少了原来的进食数量，胃中填充的食物体积减小，尤其是当胃排空时，胃的收缩强度增加从而导致胃部疼痛。

所以胖友们如果想减肥，千万不要选择节食这种方式。

阶段总结：

减肥打卡第 41 天

<table>
<tr><td colspan="2">起床时间</td><td colspan="2"></td><td colspan="2">起床体重（千克）</td><td></td></tr>
<tr><td colspan="2">入睡时间</td><td colspan="2"></td><td colspan="2">入睡体重（千克）</td><td></td></tr>
<tr><th colspan="7">饮食</th></tr>
<tr><td>早餐</td><td>加餐</td><td>午餐</td><td>加餐</td><td>晚餐</td><td colspan="2">总摄入量（千卡）</td></tr>
<tr><td></td><td></td><td></td><td></td><td></td><td colspan="2"></td></tr>
<tr><th colspan="7">运动</th></tr>
<tr><td colspan="2">有氧运动</td><td colspan="2">无氧运动</td><td colspan="3" rowspan="2">总消耗量（千卡）</td></tr>
<tr><td>项目</td><td>时间（小时）</td><td>项目</td><td>时间（小时）</td></tr>
<tr><td></td><td></td><td></td><td></td><td colspan="3"></td></tr>
<tr><th colspan="7">今日心得</th></tr>
<tr><td colspan="7"></td></tr>
</table>

长青有话说

母亲最伟大，我希望所有的母亲都能在产后找到自己喜欢的事业，而不是因为体形被拒绝。

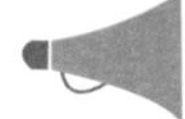

减肥小贴士：宝妈的减肥原则

新妈妈们怎样减肥才能既不失营养，又能保持好身材呢？首先我建议大家要把握住产后减肥的黄金时机——产后半年内！

这段时间新妈妈体内的脂肪还处于游离状态，未形成包裹状的难减脂肪，这段时间减肥，皮肤弹性的修复难度会比较小。只要选择正确的减肥方法，不但不会影响哺乳，还会让奶水更通畅。而且这段时间妈妈们都在哺乳期，喂奶也会增加消耗和代谢，让减肥变得更容易。

如果产后 1 年以上还不及时进行体形恢复，那么以后每年体重的增加量大概在 3~5 斤，5 年后就会变成不可逆的肥胖，还容易引发高血压、高血脂、高血糖、心脑血管疾病。而且随着年龄越来越大，妈妈们体内代谢越来越慢，人也越来越懒，减肥就变得更加艰难。

以下 4 个产后饮食原则，请宝妈们一定牢记：

1. 保证热量

坚持母乳喂养的妈妈要保证每天的热量，但并不是随便吃，而是应该多吃健康有营养的食物，不要摄入垃圾食品，不要随便吃高油、高糖的食物，一定要注意饮食的健康科学。

2. 宁少主食，勿少蔬菜

蔬菜饱腹感强，营养丰富，维生素也充足，是新妈妈减肥必需的食物。蔬菜的种类越丰富越好，同等情况下宁可少吃些主食，也不能少吃蔬菜。主食可以少，但不能没有，长期不吃主食，对产奶不利。

3. 三餐定点，不吃夜宵

如果不吃早餐，或一天只吃两餐，身体可能吃不消，更有可能下一顿吃得更多。所以三餐一定要定时定量。产后半年内，晚上 8 点后最好不要吃任何食物。

4. 少量运动

宝妈们虽然身处特殊时期，运动依然不能少。但是要避免跑、跳等强度大的运动，可以选择每天慢走1小时，维持身体的热量平衡。

减肥打卡第42天

起床时间		起床体重（千克）	
入睡时间		入睡体重（千克）	

饮食					
早餐	加餐	午餐	加餐	晚餐	总摄入量（千卡）

运动				
有氧运动		无氧运动		总消耗量（千卡）
项目	时间（小时）	项目	时间（小时）	

今日心得

长青有话说

在减肥中总有那么一个时刻，会让人不想坚持，就如同长跑中有个“我跑不动了”的临界点，其实咬牙坚持过去，就会是另外一片天地。最难熬的那一刻，正是成功的关键。

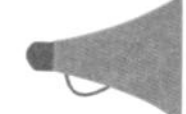

减肥小贴士：男性如何减肥

我曾经有一位女学员，她谈过三个男朋友，每一个都被她成功喂胖了。她跟我说，那些男生在遇到她之前身材都非常棒，可是一谈恋爱，就会跟她一样养成了吃甜品的习惯，甚至她平时吃剩下的东西，也会强塞给男朋友吃。久而久之，男生就都变成了大胖子。这就是环境导致的肥胖。

其实相比较而言，因为没有生理期、孕期等特殊时期的影响，男性减肥往往更简单高效。只要坚持健康的饮食和科学的运动，相信很快就能瘦下来。

男性减肥最需要注意的不是减肥方法，而是减肥的态度！要想成功减肥，男性朋友首先要意识到，肥胖不仅会给自己带来疾病隐患，还会给家人带来无穷的痛苦。因为当我们患上高血压、糖尿病时，负责照顾我们的就是我们最亲的人。抱着为家人负责的态度，请一定对自己的身体负责。

只要男性意识到了减肥的重要性，减肥就已经成功了一半，另外一半就在下面的原则里。

1. 注意饮食

多吃蔬菜，少吃荤菜，注重早餐，少吃晚餐。即便外出聚餐，也不要暴饮暴食。最好避免饮酒，即便要喝酒，也要适量。

2. 增强运动

想要男性靠控制饮食来控制体重，一般情况下是比较难的，所以男性要想减肥，最重要的一点就是运动，努力做到“消耗”大于“摄入”。

男性应该多参加体力活动，最好每天坚持1小时以上的有氧运动。适合男性的运动比较多，比如踢足球、打篮球、跑步、爬山、骑行、跳减肥操等。

3. 生活习惯

男性朋友往往生活比较单调，两点一线，上班工作，下班“宅”在家里熬夜打游戏、点外卖、吃垃圾食品。减肥，是打破这一单调循环的开始。所以男性要多创造一些生活乐趣，哪怕只是出门散步，也会比窝在沙发里看电视、打游戏好得多。

对于男性而言，解决肥胖问题最根本的方法，不是教他怎样合理饮食、怎样坚持运动，而是帮他找到新生活的动力！“没时间”“没体力”“再等等”之类，都是借口。

当然，无论是男性还是女性，无论 20 岁还是 50 岁，只要肥胖都可以开始减肥，这不是单纯为了体重秤上的数字好看，而是为了自己的健康，为了更美好的生活！

减肥打卡第 43 天

起床时间		起床体重（千克）	
入睡时间		入睡体重（千克）	

饮食					
早餐	加餐	午餐	加餐	晚餐	总摄入量（千卡）

运动				
有氧运动		无氧运动		总消耗量（千卡）
项目	时间（小时）	项目	时间（小时）	

今日心得

长青有话说

减肥的诀窍在于坚持，“没时间”“没体力”“再等等”之类，都是借口。时间是挤出来的，是合理安排出来的。上班族固然忙，把碎片时间利用好，一样会有很好的效果。

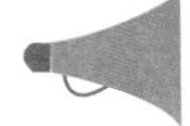

减肥小贴士：上班族如何减肥

上班族产生肥胖的原因很多，比如久坐不动、趴在办公桌上休息、饮食不规律、压力大等。办公室减肥并不难，只要做到下面几点，肥胖问题就可迎刃而解。

1. 多活动

工作时要有意识地调整自己的坐姿，上身挺直，收腹，下巴微收，两腿并拢。每过 1 小时就起身休息 5~10 分钟，这 5~10 分钟可以远眺一下窗外或者活动一下筋骨，比如原地跑一会儿、下楼呼吸新鲜空气，也可以练习一下我们前文提到的靠墙站。

我经常建议我的学员，有条件的话，就在办公室里做做减肥操；中午吃完饭，不要立马坐下或者趴着，可以在办公室内外随便走走，如果有时间每天中午散步 30 分钟为佳；下班后有意识地多走些路，比如坐公交车时，不妨提前两站下车，走着回家。

2. 健康饮食

上班族在饮食方面要注意：正常吃三餐且拒绝零食。三餐要尽量选择健康的食物，比如蔬菜、水果和粗细粮搭配的主食。

一定要吃早餐，如果因为工作忙或者为了减肥而不吃早餐，你会发现，自己反而会越来越胖。早上没时间做饭，可以买一个鸡蛋和一碗粥。中午有条件可以自己带饭，选择营养的膳食搭配。即使午餐只能吃快餐，也要谨慎挑选配菜，少选辛辣、油腻、糖分较高的食物，远离油炸食物，拒绝碳酸饮料。晚餐少吃，睡前3~4 小时不要吃任何食物。

很多上班族因为工作太忙会一边吃饭一边工作。有的上班族吃饭过快，因为手头还有未完成的工作，狼吞虎咽几分钟吃完继续上班，这样做会加重消化负担，易引起身体肥胖。不管工作多忙，首先要认真吃饭，每顿饭吃饭时间最起码也要 20 分钟。

3. 保证睡眠

长期睡眠质量不佳也是导致上班族肥胖的原因之一。睡眠时间少，会使人体生理时钟紊乱，影响体内荷尔蒙“瘦素”的分泌，而“瘦素”正是维持体重不超重的重要元素。所以经常熬夜加班或因为压力睡不好觉的上班族很容易长胖。

成人最佳的睡眠时间为 7~8 小时。上班族应科学安排作息时间，减少熬夜，每天晚上 11 点前必须去睡觉。

4. 多喝水

多喝水可以排毒美容，增进身体活力，利于减肥。每天早晨起床一杯，上下午各一杯，晚上锻炼后一杯水，是最起码的喝水时间和数量。

但是很多上班族一天最多喝两三杯水，喝水量远远不够。正常人每天至少要喝水 1500 毫升，也就是至少 3 瓶矿泉水的量。如果忙于工作，总是忘记喝水，建议大家留张便签在办公桌上来提醒自己。千万不要等到口渴了还迟迟不动。

5. 良好心态

工作压力大也是上班族肥胖的重要原因之一。这种情况下，我们首先要理清造成压力的根源，及时调整精神状态，不要放任压力对自己的影响，要学会转移和释放压力。可尝试通过适当的休息、放松、体育运动，或跟朋友聊天、积极发展个人爱好等多样化的途径来达到减压的目的。遇到压力首先应该端正态度，不可一直憋闷在心，一定要尝试解决。

减肥打卡第44天

起床时间		起床体重（千克）	
入睡时间		入睡体重（千克）	

饮食					
早餐	加餐	午餐	加餐	晚餐	总摄入量（千卡）

运动				
有氧运动		无氧运动		总消耗量（千卡）
项目	时间（小时）	项目	时间（小时）	

今日心得

长青有话说

给胖友们讲个笑话。小明终于下定决心要减肥，于是对妈妈说：“妈妈，从今天开始，我要减肥，晚饭只吃香蕉！”妈妈淡淡地回了他一句：“大象也是吃这个长大的。”

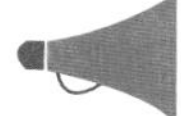

减肥小贴士：孩子如何减肥

现在很多家长一方面认为应该对孩子“加强营养”，另一方面又格外宠溺孩子，连简单的家务劳动都替他们包办了。这就导致孩子摄入的热量过多，活动量太小，以至于多余的热量转化为脂肪贮存在体内，孩子想不胖都难。

为了帮助孩子长成健康的好身体，家长们有必要起到引导和督促的作用。

1. 判断孩子是否肥胖

我建议家长们首先要学会合理判断孩子的身体胖瘦情况。一定要客观合理，千万不要出现同样的身材在别家孩子身上就是“肥胖”，到了自家孩子身上就是“胖嘟嘟的，真可爱”。我们要知道，现在生活条件普遍较好，很少会有孩子出现营养不良的状况。

判断孩子是否肥胖，不能靠主观臆断或他人评论。可以参照“标准身高及体重表”，如果孩子体重超过标准体重的 20%，那八成是孩子长胖了。

2. 安抚孩子情绪

如果孩子已经肥胖了，那么为孩子的心灵减压就是减肥的前提条件。有些孩子比较敏感，容易因为身材问题产生自卑，因此家长应多陪孩子聊天，帮孩子疏导自卑的心理。教孩子学会自我欣赏。当孩子嫌自己腿粗的时候，家长可以帮他们发现自己的其他亮点，比如眼睛有多漂亮、微笑多迷人。最重要的是教孩子学会欣赏“内在美”，让他们学会接纳自己，并依靠努力，去发现更好的自己。

3. 合理安排膳食

家长们应该学习一些营养学方面的知识，做好一日三餐的合理搭配，帮助孩子建立良好的饮食习惯，引导孩子多吃富含蛋白质、维生素矿物质和膳食纤维类的食物，少吃含糖量或吃脂肪多的食物，监督孩子适度饮食，细嚼慢咽，并做到不贪食，不偏食，不吃零食。

家长们为孩子饮食负责不仅表现在为孩子安排好一日三餐上，更重要的是以身作则。我减肥期间，我父母对我的帮助让我受益终身。我母亲会陪我一起锻炼，我父亲为了我，连续做了 3 个月的减肥餐，并陪我一起坚持少油少盐的饮食。最终当我减掉 100 斤时，我母亲瘦了 30 斤，父亲瘦了 20 斤。

4. 陪伴锻炼

帮助孩子养成锻炼身体的好习惯。体育锻炼可以增强孩子的体质，又能促使热量释放，在塑造孩子身心健康方面起着很重要的作用。家长应该为子女长远着想，多为孩子体育锻炼创造条件。积极的家长还可以主动带着孩子一起活动，比如和孩子一起散步、打球、游泳、爬山等。

曾经有位母亲给孩子报名参加我的减肥操培训班。当时她女儿 13 岁体重 150 斤，这位母亲为了能让孩子坚持下去，每天晚上都陪着女儿一起做操，不仅成功帮助孩子减了重，就连她自己，身体素质也得到了明显的提升，和孩子的情感连接也变得更加紧密了。

5. 帮助孩子养成良好的生活习惯

良好的生活习惯会伴随孩子一生。陪孩子一起养成按时起床，按时吃饭，按时睡觉，不吃夜宵，不喝酒，不沉迷于网络、电视，不吃零食，不嗜睡的习惯，帮助孩子树立正确的劳动观念，养成做家务意识，这样对孩子的终身成长会起到非常重要的作用。

最后，希望家长和孩子们不要因为体重而压力过大，虽然我们不能随心所欲地改变自己的容貌、体形，但我们可以随时随地展现笑容！只要我们充满信心和希望，按照健康的生活方式去做就足够，过程远远比结果更重要，年轻就是最大的财富。

减肥打卡第45天

<table>
<tr><td colspan="2">起床时间</td><td colspan="2"></td><td colspan="3">起床体重（千克）</td><td></td></tr>
<tr><td colspan="2">入睡时间</td><td colspan="2"></td><td colspan="3">入睡体重（千克）</td><td></td></tr>
<tr><th colspan="8">饮食</th></tr>
<tr><td>早餐</td><td>加餐</td><td>午餐</td><td>加餐</td><td colspan="2">晚餐</td><td colspan="2">总摄入量（千卡）</td></tr>
<tr><td></td><td></td><td></td><td></td><td colspan="2"></td><td colspan="2"></td></tr>
<tr><th colspan="8">运动</th></tr>
<tr><td colspan="2">有氧运动</td><td colspan="2">无氧运动</td><td colspan="4" rowspan="2">总消耗量（千卡）</td></tr>
<tr><td>项目</td><td>时间（小时）</td><td>项目</td><td>时间（小时）</td></tr>
<tr><td></td><td></td><td></td><td></td><td colspan="4"></td></tr>
<tr><th colspan="8">今日心得</th></tr>
<tr><td colspan="8"></td></tr>
</table>

长青有话说

如果拥有梦想，就不要轻言放弃。不管它离我们现在的生活有多远，只要每天朝着它前进一点点，终有一天，我们会拥抱它！纵使不能尽如己愿，我们在努力的过程中已经开始蜕变了。

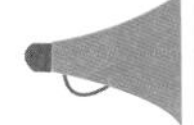

减肥小贴士：见缝插针做运动

如果我们无法保证每天跑步 1 小时，那么不如一有时间就运动，哪怕只有 15 分钟。下面介绍几种不占用额外时间的运动场景，帮大家见缝插针做运动。

场景一：洗碗时

洗碗时，可以双腿稍稍用力，踮起脚尖，吸气抬起呼气放下，每洗一次碗就做 10 组，每组 10 次。这样既可以锻炼小腿肌肉，又可以缓解长时间站立的疲劳。

洗碗结束后，两脚分开与肩同宽，距水池边一大步距离，双手扶着水池沿，缓缓下腰，拉伸背部与腰部的肌肉。这些动作可以锻炼背部、胳膊等部位的肌肉，有效缓解腰酸背痛的情况。

如果我们每天在做家务这件事上坚持 1~2 小时，其消耗的热量也是惊人的。

场景二：看电视时

看电视时，也要想着消耗脂肪。首先我们多看一些舞蹈类节目，最好可以跟着跳一跳。或者看些喜剧。据研究发现，人在大笑时消耗的卡路里要比平常多 20%。当然，最好的办法，就是边看电视边跳我们的减肥操，每日坚持跳会让我们惊喜不已。

场景三：上下班路上

上下班路上，建议多走路。如果是坐公交车，可以提前一两站下车再步行。如果是坐地铁里，可以抓住零碎的时间做脚跟上提操。在摇晃的地铁中，可以一手握住扶手，尽量保持身体平衡，挺胸抬头，整个身体呈直线状，脚跟有节奏跟着微微抬起，这样我们就可以消除小腿因为常坐而引起的浮肿，有助于恢复小腿漂亮的曲线。

场景四：吃饭后

吃饭后，尽量不要马上就坐下或者趴着睡觉，最好能保持站立的姿势 10 分钟以上。饭后可以试试靠墙站的小动作，对避免脂肪堆积，塑造优美线条有非常好的效果。

减肥打卡第46天

起床时间		起床体重（千克）			
入睡时间		入睡体重（千克）			
饮食					
早餐	加餐	午餐	加餐	晚餐	总摄入量（千卡）
运动					
有氧运动		无氧运动		总消耗量（千卡）	
项目	时间（小时）	项目	时间（小时）		
今日心得					

长青有话说

一白遮百丑，一胖毁所有。无论我们多大年纪，身处什么环境，都要为自己的健康和形象负责！

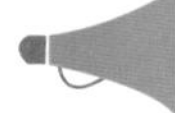

减肥小贴士：中年人如何减肥

很多人认为，减肥是年轻人的事情，人到中年，就不需要瘦了。这种想法，大错特错。

首先我要告诉大家的是，如果年龄超过 40 岁甚至 45 岁的朋友，身体还属于肥胖，那么请刻不容缓抓紧减肥！因为一方面，肥胖常常是中老年人罹患心脑血管疾病及糖尿病的前奏；另一方面，爱美之心人皆有之，不管是十几岁的年轻朋友，还是四五十岁的中年朋友，都应该对自己的美好形象负责。

减肥要控制饮食，这点我们不多说。今天，我就向各位中年朋友介绍专属于你们的运动减肥方法。

1. 慢跑

慢跑对中年人来说，是一种非常好的锻炼方法，只要身体允许，最好每天能坚持 30 分钟以上。 如果身体实在太胖或者虚弱，可以在刚开始慢跑时，适当降低慢跑的速度，或是减少跑步的时间，等到适应之后再逐日增加。只要一天天坚持下去，相信朋友们的体质和身材都会得到明显的改善。

2. 快走

快走和慢跑一样，是一种简单的运动。刚开始快走时，每天建议走 30 分钟左右，习惯之后再逐渐增加，最好能达到每天连续快走 1 小时以上。快走对于预防糖尿病、心脏病、骨质疏松症，都有良好的效果。

3. 集体活动

除坚持平时锻炼外，每逢假期，还可以和好友相约打羽毛球、踢毽子、跳舞、打乒乓球、郊游爬山等。人到中年，也不要失去对美好生活的追求，多多参加集体活动，不仅可以强身健体，还可保持心情愉悦舒畅，身体自然也就更健康。

4. 减肥操

大多数中年人可能出于各种各样的原因，很难抽出空来去户外健身，更不愿意把钱花在健身房，这个时候就可以试试我独创的减肥操了。不用走出家门，运动强度不大，效果却非常明显。

我希望中年朋友们更应该爱惜自己的健康，始终保有一个健康长寿的念头，坚持健康正确的饮食运动习惯，让自己的身体更加结实！

减肥打卡第47天

<table>
<tr><td colspan="2">起床时间</td><td></td><td colspan="2">起床体重（千克）</td><td></td></tr>
<tr><td colspan="2">入睡时间</td><td></td><td colspan="2">入睡体重（千克）</td><td></td></tr>
<tr><td colspan="6">饮食</td></tr>
<tr><td>早餐</td><td>加餐</td><td>午餐</td><td>加餐</td><td>晚餐</td><td>总摄入量（千卡）</td></tr>
<tr><td></td><td></td><td></td><td></td><td></td><td></td></tr>
<tr><td colspan="6">运动</td></tr>
<tr><td colspan="2">有氧运动</td><td colspan="2">无氧运动</td><td colspan="2" rowspan="2">总消耗量（千卡）</td></tr>
<tr><td>项目</td><td>时间（小时）</td><td>项目</td><td>时间（小时）</td></tr>
<tr><td></td><td></td><td></td><td></td><td colspan="2"></td></tr>
<tr><td colspan="6">今日心得</td></tr>
<tr><td colspan="6"></td></tr>
</table>

长青有话说

希望胖友们能在最好的年纪，活出最美的样子。毕竟，没有人愿意透过一个人邋遢的外表去了解他的内在。

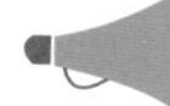

减肥小贴士：女性生理期如何减肥

女性在生理期的时候，身体好像特别容易发胖，人也容易发馋，如果不能很好地控制食欲，已经减轻一些的体重就特别容易飙升了。这种情况下，我们该怎么办呢？

1. 饮食方面

生理期绝对不能节食，但是也不要暴饮暴食。可以多吃一些含铁的食物以及能提高铁质吸收的动物性蛋白。多吃含镁、B 族维生素的食品，如香蕉、动物肝脏等。禁烟酒及辛辣燥热的食物，如辣椒、大葱、大蒜、胡椒、生姜、肉桂及烧烤油炸食物。忌食生冷及寒性的食物，如各种冷饮、凉菜、生瓜果等。多喝开水，补充体内缺乏的水分，促进血液循环，帮助体内废物排出。

2. 运动方面

生理期的前三天可以不锻炼，后期可以循序渐进地进行低强度的运动。生理期其实是塑造健美身材的好时机，不要试图在此阶段进行超强运动量的减肥，而要将目标放在塑形上。此阶段，减肥运动强度和时间都不宜过量，可做适当温和的运动如快走，这有助于促进血液循环、帮助经血排净，以及减缓经期疼痛感。同时避免参加需要技巧和反应能力的运动，像打网球、快跑等，更不要游泳，因为在经期，子宫口处于微微张开的状态，游泳池里细菌较多，它们很容易进入宫腔，造成感染。

减肥打卡第 48 天

起床时间		起床体重（千克）	
入睡时间		入睡体重（千克）	

饮食					
早餐	加餐	午餐	加餐	晚餐	总摄入量（千卡）

运动				
有氧运动		无氧运动		总消耗量（千卡）
项目	时间（小时）	项目	时间（小时）	

今日心得

长青有话说

人老心不老，才会永远年轻！处在更年期的人如果保持一份积极阳光的心态，一样可以成为男神或女神！

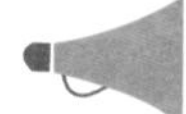

减肥小贴士：更年期如何减肥

人到了更年期，会因为生活比较安定、家庭负担减轻、内分泌发生变化等，发生不同程度的肥胖。很多人对更年期肥胖并不重视，这种想法是要不得的，减肥应该是一辈子的事情，而且更年期的身体状况还决定了步入老年时的健康程度，带着肥胖的身体进入老年，会增加患各种疾病的概率。

一般性的肥胖，脂肪通常会在全身均匀分布。更年期肥胖，则常常是臀部脂肪重新分配至腹部，使得腹部脂肪增加。目前业界公认，腰围是衡量脂肪在腹部蓄积程度的、最简单实用的指标。

> 适合中国国情的判断标准：男性腰围≥ 85 厘米，女性腰围≥ 80 厘米为腹部脂肪蓄积的界限。

更年期减肥，根本的原则和普通减肥是一样的，也是少吃和多动。但更年期减肥有自身的特别之处，就是因为激素的影响，更年期女性的体重和情绪容易不稳定。有的时候，虽然很努力地少吃和运动，体重却在激素的刺激下上升，这就容易打消人的积极性，让人怀疑自己的减肥运动到底有没有成效。由于情绪的不稳定，更年期女性也容易对减肥半途而废，或者对减肥产生厌倦。

更年期减肥的重点在于心理的调节。在遇到情绪波动的时候，要及时安抚自己，并尽量在减肥中寻找乐趣。比如，可以把每天的有氧运动改为集体活动，和其他同龄的朋友一起进行游泳、减肥操、集体舞之类的活动，这样一来，不仅可以享受运动的乐趣，还可以享受社交的乐趣。

在进行锻炼的时候，还要注意骨折的风险。很多更年期的朋友由于骨质疏松，容易出现骨折。因此，进入更年期以后应该及时补钙，多晒太阳。按照医生的指导，在医院进行骨密度检查，掌握自己的骨质情况。一旦出现骨质疏松，就不要进行负重量较大的运动，比如一些器械运动。在平时进行锻炼的时候也要注意运动强度，不要给腰腿造成太大的负担，不要进行过分剧烈的运动。

随着年龄的增大，人体运动协调能力慢慢下降，这种下降往往会早于人的预期。人们常有不服老的情况，以为自己可以越过某个坎儿，身体却不能完成，所以特别复杂的动作要尽可能避免。可以选择更为柔和的活动，尽量选择和其他人一起运动，这样可以进一步增加安全性。

减肥打卡第 49 天

起床时间		起床体重（千克）	
入睡时间		入睡体重（千克）	

饮食					
早餐	加餐	午餐	加餐	晚餐	总摄入量（千卡）

运动				
有氧运动		无氧运动		总消耗量（千卡）
项目	时间（小时）	项目	时间（小时）	

今日心得

长青有话说

努力中的自己就是最美好的自己！马上就要结束我们 50 天的减肥旅程了，胖友们，我为你们骄傲！

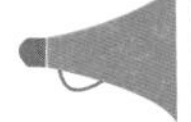

减肥小贴士：减肥期间如何排毒

中医认为，凡是不能及时排出体外，并对我们的身体和精神产生不良影响的物质就是“毒”。我们身体里有很多毒素，若不能及时排出，它们就会在我们身体上留下痕迹，比如皮肤干燥、额头长痘、偏头痛、心悸失眠、脂肪堆积等。

我们可以通过身体的外在表现，大致探究出自己体内是否有毒素存在。

（1）指甲表面有凸起或凹陷的棱线，会经常偏头痛，脸部两侧长痘，说明肝脏可能有毒素。

（2）额头长痘，舌头溃疡，胸闷，失眠，心悸，说明心脏可能有毒素。

（3）面部有色斑，口气明显，脂肪堆积，说明脾脏可能有毒素。

（4）便秘或者皮肤暗沉，体毛突然旺盛，说明肺部可能有毒素。

（5）下颌长痘，身体疲倦，水肿，月经量少，说明肾脏可能有毒素。

还有一个判断身体毒素的简单方法，就是看痘痘长在哪里。额头长痘说明心火旺，鼻头长痘说明胃火大，鼻头两侧长痘则与生殖系统有关，下巴长痘多是内分泌失调和肾功能受损，左边脸颊长痘很可能是肝功能有问题，右边脸颊长痘可能是肺功能失调。

想要排毒，就要养成以下生活习惯。

1. 勤泡澡

泡澡能让紧绷的肌肉得到放松，让血液循环变得通畅，让毛孔打开，让身体内的毒素排出体外。如果泡澡不方便，至少也要做到勤泡脚。

2. 饮食要有规律

每天清晨一杯白开水，可以帮助排毒。多吃一些排毒减肥食物，也是不错的选择。

胡萝卜、大蒜、无花果可以帮助肝脏排毒；

黄瓜、樱桃可以帮助肾脏排毒；

芹菜、魔芋、黑木耳、海带、蘑菇、苹果、柚子、绿豆、糙米等可以帮助消化系统排毒。

3. 早睡早起

除大肠排毒不需要睡觉外，其他排毒都是在熟睡中进行的。

淋巴系统排毒时间：晚上 9 点到 11 点。

肝脏排毒时间：晚上 11 点到凌晨 1 点。

胆排毒时间：凌晨 1 点到 3 点。

肺排毒时间：凌晨 3 点到 5 点。

大肠排毒时间：凌晨 5 点到 7 点。

4. 定时大便

定时大便能缩短粪便在肠道内的停留时间，也能及时排出粪便中的毒素。

5. 少压力

合理调解压力，保持心情舒畅，有利于体内毒素的排出。

减肥打卡第 50 天

起床时间		起床体重（千克）	
入睡时间		入睡体重（千克）	

饮食					
早餐	加餐	午餐	加餐	晚餐	总摄入量（千卡）

运动				
有氧运动		无氧运动		总消耗量（千卡）
项目	时间（小时）	项目	时间（小时）	

今日心得

长青有话说

所有爱我的人，我会一直记住你们的好！而你们深爱的我，也一定会让你们自豪的，一定会！

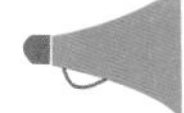

减肥小贴士：减肥成功后如何不反弹

减肥成功后，很多人会以为终于不用再吃苦受累体重也能自然保持了，这只是一种偷懒的想法，也是一种理想主义。“减肥不难保持难”，才是我要说的。因为稍不留神，就会功亏一篑，体重不仅不能保持在瘦下来的状态，还会反弹得更严重。

我瘦身成功之后，也担心会反弹，所以没有立马停止运动，而是用了差不多 3 个月时间来过渡。过渡期虽然仍不能随心所欲，但是也比减肥期轻松很多。

1. 坚持规律、适度的运动

过渡其实很简单，只要把锻炼的时间和强度逐步往下降就可以了。虽然不能完全放弃锻炼，但是可以适当偷个懒。比如可以由原来每天 1 次减肥操、每次 1 小时这个频率，降到每周 5 次减肥操、每次 40 分钟。

虽然有些运动，靠它减肥效果不明显，但是用来保持体重绰绰有余，比如散步。除此之外，上下楼梯、打扫卫生、跳舞等小强度的运动，都能够达到消耗脂肪、控制体重的目的。即便不能每日锻炼，每周有几次也是不错的。

但是只要发现自己体重超过标准体重 5 斤以上，就要警觉起来，立马恢复减肥模式，短期内将涨上去的 5 斤减下去。千万不能放任自流，否则将导致自己越来越胖。

2. 保持良好的饮食习惯

减肥成功后，饮食上虽然没有减肥期间那么严格，但仍然应该保持良好的饮食习惯，比如注意低油低脂、晚餐清淡；细嚼慢咽，不要狼吞虎咽；吃八分饱，哪怕是出席盛大的宴会；少喝酒，戒掉碳酸饮料；每天吃饭定时定量，忌饥饱不定、暴饮暴食；食物要多样化，不要偏食；主食以五谷杂粮代替精米白面；多吃蔬菜，等等。

3. 保持良好的心态

无论何时，保持良好且积极向上的心态。对生活永远充满信心和希望，才是减肥的内核。

我们减肥成功之后要与之前的不良饮食、运动、生活习惯说再见，每天按时作息，不要熬夜。减肥是个长期的事情，不能半途而废，更不要犹豫拖延。也许会有人觉得我对自己太苛刻，可是人生不就是这样么？为了一个目标严格要求自己，踏踏实实地努力才会让人感到更加充实和幸福。

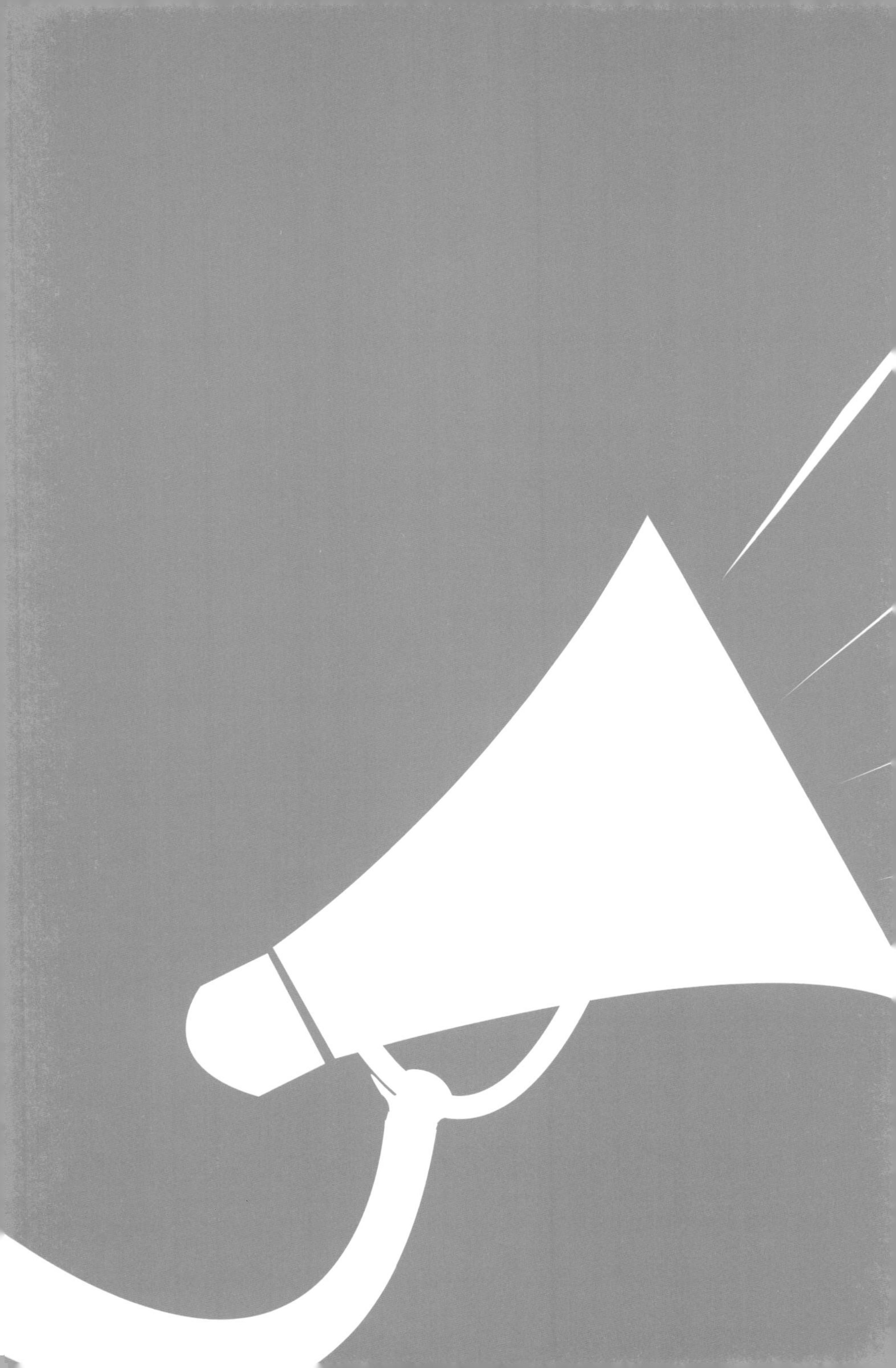

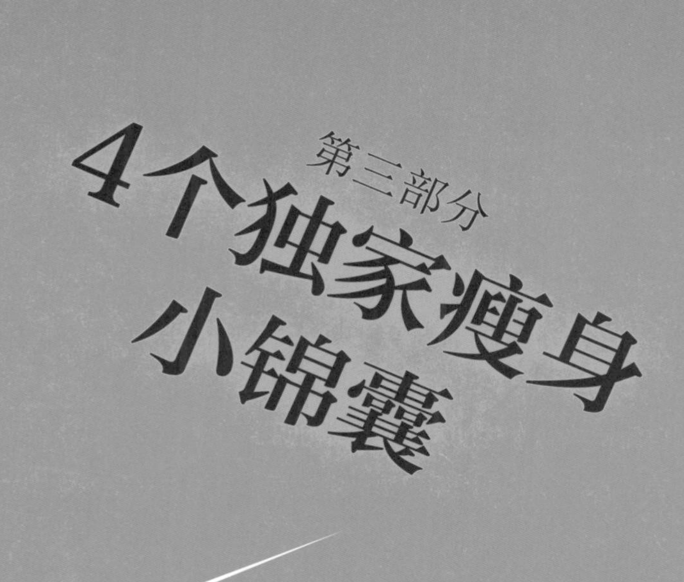
第三部分
4个独家瘦身
小锦囊

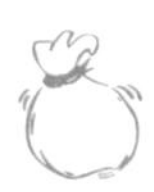

锦囊 1：同样身高体重，为什么看起来胖瘦不同

经常听到有女性朋友问："我明明瘦了啊，为什么体重一点都没有降？"其实，体重只是一个数字，并不能直接表现出一个人的外观体积。

减肥不就是减重吗？答案：是，又不是。

体重只是一个数字，当你减肥成功后，体重的数字必然会变小，这没有问题。但是减肥的真正目的是养出一个健康的好身材，直观来说就是养成一个健康的好体积。

体重秤能直接表现出一个人的身材或者体积吗？不能。

举个简单的例子，我们小时候肯定做过这样一道脑筋急转弯，"1千克铁重还是1千克棉花重"。答案是一样重，但是相对于1千克棉花这样的庞然大物，1千克铁就会显得纤小很多。同理，因为肥肉的密度低，瘦肉的密度高，1千克的肥肉和1千克的瘦肉相比，肥肉的体积会比瘦肉大很多。所以对于减肥，我们不仅要做到重量达标，还要做到看起来匀称。

当我们在控制饮食和加强运动时，脂肪会加快分解，不但减轻了重量，还减少了体积，所以看起来会变瘦。同时，大量运动会锻炼肌肉，令肌肉细胞增强、变重，肌肉的体积比脂肪要小，因此体形会比原来苗条一些，但增重的肌肉会把脂肪分解后减少的体重“补”回去一些。

体重秤测的是体重，而不是人的外观体积，因此不要因为过分关注体重秤上的读数而扰乱自己的减肥计划。那么，有没有可能计算出体重和身材的关系呢？

那就需要学会体脂率（一个人身体里脂肪所占百分比）的计算公式。体脂率的计算比较复杂，首先，我们需要知道自己的身体质量指数，也就是开篇时提到的 BMI 指数。

计算体脂率时，需要用到 BMI 这个数值。计算公式是：

$$\text{女性体脂率} = \frac{1.2 \times \text{BMI 指数值} + 0.23 \times \text{年龄} - 5.4}{100} \times 100\%$$

$$男性体脂率 = \frac{1.2 \times BMI指数值 + 0.23 \times 年龄 - 10.8}{100} \times 100\%$$

最后得出来的数字，就是一个人身体的脂肪百分比了。一般情况下，人的体脂率为：男性 15%~18%，女性 20%~25%。体脂率越低，说明身体中含有的脂肪比例越低，同样重量下的人体就显得越瘦。比如同样是 100 斤重的女性，体脂率 17% 的看起来就很性感，而 27% 的看起来就显得有赘肉。

减肥的任务多半是帮我们减去赘肉。塑形的任务，最好交给锻炼肌肉来完成。肌肉和脂肪一样，同样是皮和骨之间的填充物。脂肪一多，外观看起来就是赘肉，但肌肉发达时，外观看起来线条却很美。所以，如果一个人减肥之后，体形还是不好看，就可以通过适当锻炼肌肉来增加美感。

所以，减肥的步骤应该是这样的：首先肥胖者要通过减肥来让自己瘦下来，至少不会看起来臃肿。瘦下来之后，为了让局部更美观、皮肤更紧致，应该去健身房好好塑形。塑形后体重会趋向标准，同时身材线条也更完美，这个时候才算是真正的好身材。

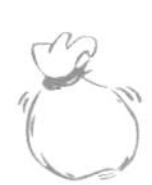

锦囊 2：保持气血平衡，获得易瘦体质

要想获得易瘦体质，首先要有一个健康的身体。想要拥有一个健康的身体，就要做到气血平衡。中医有“血为气之母，气为血之帅”的说法，气是人体的动力，血是这个动力的源泉。

有些朋友非常特殊，即使吃很少的饭也会发胖，甚至喝水都长肉，这种情况多半和气虚有关系。如果我们觉得自己虚胖，体形大但力气小，容易出虚汗，容易气喘，就有可能是气虚。

胖者多气虚。一个气虚的人，身体内气的运动不充分，进餐之后，该吸收的营养物质没有被吸收，该排出的没有被排出，该气化的也没被气化掉，结果，这些没有被气化掉的物质就被转化成脂肪，堆积起来。人自然也就胖了。

肥胖是判断一个人是否气虚的外在表现。如果气虚了，就只有补气，补气分为药补和食补。我建议大家无论从减肥角度还是养生角度，首先采用食补比较稳妥。

补气的食物有：

（1）主食类：糙米、小米、糯米、马铃薯、红薯、玉米等。

虽然豆类不能作为主食每天大量食用，但是在日常饮食中，可以用豆类替代一部分主食，比如在煮米饭或煮粥的同时，加入一些豆类，或者在蒸馒头时，在面粉中加入些豆粉，可以减少精细粮食的热量摄入并能有效补气。

（2）蔬菜类：扁豆、胡萝卜、菠菜、南瓜、莲藕、四季豆、西红柿、香菇、冬菇等。

菌菇类食物也属于蔬菜，比如香菇、冬菇、黑木耳、白木耳等，都是补气的佳品，建议适量食用。

（4）水果类：葡萄、柠檬、木瓜、草莓、苹果、荔枝、柑橘、橙子、无花果、香瓜、枇杷等。

如果在三餐之外还感觉到饿，可以再吃一些补气的水果。

（5）肉蛋类：鸡蛋、牛肉、鸡肉、兔肉等。

补气食物不能太油腻，否则不好消化，因此在选择肉类食材的时候尽量以瘦肉为主。在烹饪方法上，以炖煮为主，而且要炖煮充分，可以使用高压锅。

（6）其他：葱、姜、蒜、茴香、红糖、蜂蜜、香菜、黄芪等。
黄芪是中医中最常见的补气药，可以用黄芪煲汤，泡水喝也可以。

以上食物，都可以补气，但其中糯米、红糖、蜂蜜等热量高，不利于减肥。

还要注意：
（1）气虚的体质应避免大量饮水。当然如不是极端的气虚体质，是不限制饮水的。
（2）气虚的体质不要吃得太油腻、太冷硬。一般气虚会导致脾虚，脾虚则使人体难以消化油腻冷硬的食物。应该以煮炖为主，少煎炸烹炒，并尽量把食物切成小块。

气虚的朋友应该加强锻炼，适当的锻炼可以帮助人体补气，而且减肥原本就应该坚持适当锻炼，所以这一点胖友们应该重视起来，下面推荐两个补气减肥的小方法。

1. 清晨拍手

将十指分开，手掌对手掌，手指对手指，均匀地互相拍击。开始可以轻拍，以后逐渐加重，以自己的双手能承受为度。

因为拍手时，会刺激到一个或几个重要的穴位和反射区，刺激它们，就能打通经络，保证气血的通畅。气血通畅了，就能运化走体内的毒素和肥肉，让人轻松变瘦。

2. 呼吸补气法

这是古代流传下来的一种吐纳养生减肥法，它最大的功效是通过呼吸引导，调动五脏六腑之气，帮助我们排出浊气，恢复苗条轻盈。

呼吸补气法要发出嘘、呵、呼、呬（xì）、吹、嘻等几个音。

呼气时，手掌心贴在肚脐上，尽量发出上面六个音，每个音重复10 遍，呼吸周期大约为 10 秒 / 次。

发“嘘”声可以吐出肝上的毒气；发“呵”声可以吐出心上的毒

气；发“呼”声可以吐出脾上的毒气；发“呬”声可以吐出肺上的毒气；发“吹”声可以吐出肾上的毒气；发“嘻”声可以吐出三焦上的毒气。通过这些地方排毒，可以促进体内循环，有助于体内的脂肪分解，改善体形。

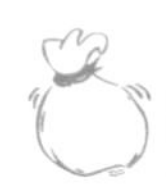

锦囊 3：食物的 GI 值和卡路里一样重要

这几年很多减肥营的学员咨询我：“张老师，我明明吃得很健康，吃得也不多，精打细算地数着热量，可是为什么没瘦下来，反而越来越胖呢？”

这是因为，他们像大多数人一样，只把热量作为衡量食物是否健康的唯一指标。如果真的想瘦下来，必须了解食物的另一个指标：GI 值！

GI，中文名称叫“食物血糖生成指数”，也称“升糖指数”——反应食物引起人体血糖升高程度的指标。

高 GI 食物：GI 值≥ 70。

包括葡萄糖、绵白糖、蜂蜜、馒头、烙饼、油条等。

中 GI 食物：55 ＜ GI 值＜ 70。

包括土豆、哈密瓜、燕麦、凤梨等。

低 GI 食物：GI 值≤ 55。

包括黄豆、豆腐、菜花、芹菜、黄瓜、西红柿等。

一般 GI 值在 40 以下的食物，是糖尿病患者可以安心吃的食物，所以胖友们也可以放心吃。关于具体某种食物的 GI 数值，朋友们可以专门查阅“食物 GI 值对照表”，在这里我们就不赘述了。

胖友们在了解了 GI 值的概念后，还应该了解以下 7 个注意事项，做到这几点，一定会越吃越瘦。

1. 膳食纤维越多的食物，GI 指数越低

绿叶蔬菜、薯类、豆类及全麦制品食物的 GI 值比较低，是减肥

期间大家应该多吃的。相反，白米、白面的 GI 值很高，基本都在 80~100，因此不建议大量食用。

2. 学会“细粮粗做”

蒸白米饭的时候，加入一些糙米、小米、豆类，做成杂粮饭，或在吃白米、白面时多吃些绿叶蔬菜，GI 值也会降下来不少。

3. 学会使用醋来调味

醋在一定程度上可以防止糖变成脂肪，有助于平衡餐后血糖。

4. 食物不要煮得“过熟、过透”

食物的加工方法、烹调方式，都会对食物 GI 值造成影响，比如生蔬菜的 GI 值比煮熟后要低、糙米的 GI 值比胚芽米和白米低。煲得太过火的粥，由于淀粉糊化程度高，易被肠胃吸收，GI 值也因此变高。

5. 避免饭后吃甜点或者 GI 值高的水果

吃饱饭后血糖值正在上升，此时若再摄取含糖量高的甜点或 GI 值高的水果，都会让血糖飙升，所以饭后就不要吃什么东西了。

6. 细嚼慢咽

即使是吃同样的食物，一口一口慢慢吃，体内血糖上升的速度，也会比狼吞虎咽的血糖上升速度慢，并且更容易有饱足感。

7. 合理的吃饭顺序

如果吃饭时同时有低 GI 食物和高 GI 食物，应该先吃低 GI 食物，再吃高 GI 食物，这样可以使血糖上升得缓慢一些。

不过，就像有人对低卡路里食物有误解一样，同样有人对低 GI 食物存在误解，认为低 GI 食物是吃不胖的，可以尽情享用。事实上并非如此，凡事都要有个度，我们要综合考量食物的卡路里和 GI 值，搭配合理，健康饮食，不暴饮暴食，也不刻意节食，才能做到既享受美食，又不会长胖。

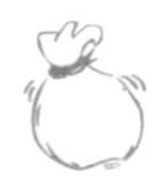

锦囊 4：减肥期间如何合理安排 24 小时

在一年中我们会遇到春节、情人节、中秋节、国庆节等各种值得庆祝的日子，在此我提醒各位胖友，任何时候都要保有减肥的意识，因为我们一旦放松下来，减肥的成果随时可能瓦解。

尤其是在冬天，随着天气变冷，我们会减少室外活动，而冬季的饮食热量也会比较高，过多的摄入，过少的运动，很容易让人在冬天里体重噌噌噌地涨上来。

为了保持住减肥的成效，我建议胖友们养成良好的生活作息规律。无论是春夏秋冬，还是休假工作，只要能够合理安排好 24 小时，就能保证大家身体健康、身材苗条。

接下来，我们以上班期间为例，介绍一下如何合理安排时间。

早上 6：00—7：00 起床

夏天可适当早起，冬天可适当晚起，但最好别超过 7：30。

凡是加入我的减肥营的学员，每天晚上都会和我一起跳减肥操。但有些朋友晚上实在没时间，或运动过后过于兴奋睡不着，这种情况下，我会建议他们改为早起锻炼，如果实在犯懒，甚至可以躺在床上做一些瘦身瘦腿的动作。因为早晨的适量运动，可以开启一整天的好精神。每天早上，只要稍微留出 10 分钟的时间做锻炼，坚持下来大家就将收获满满。

洗漱后喝一杯 300 毫升的温水，能帮助我们快速补充水分，促进身体排毒。

上午 7：00—8：00 早餐

早餐的营养摄入对减脂非常重要。早餐选择鸡蛋，有助于蛋白质的补充，提高新陈代谢，还可以增强饱腹感。有条件的朋友可以做一小碟凉菜，比如凉拌西芹、凉拌木耳等。吃一份主食，比如一个馒头、一角饼或者一个素包子，最好不吃油条、油饼等油炸食物。喝一碗粥或者豆浆，只要不放糖即可。

鸡蛋 + 小菜 + 主食 + 粥，就是我经常吃的减肥早餐。

如果有时间也可以晨练一会儿，但不要太早，一定要等太阳出来。饭后半小时到 1 小时锻炼最佳，如果上班的路程不是很远，建议步行。

上午 9：00—11：00 喝水

工作期间，每过 1 小时，就站起来活动 5 分钟。同时补充一定的水分，上午喝一大杯水，既解渴又能增加饱腹感，不会因为太饿导致午餐吃太多。

中午 11：30—下午 1：00 午餐

如果有喝汤习惯，最好在午餐前半小时喝。午餐中和饭后半小时内，不要喝太多水，否则易导致肥胖，影响消化，对肠胃健康也不利。

午餐营养要丰富，应包括主食、蔬菜和蛋白质类食物。主食以低 GI 食物为主，但不要摄入过多，否则会容易犯困。蛋白质类食物以鸡胸、牛肉、鱼肉等优质肉类为主，每周 3~4 次，每次 3~4 块即可。荤菜要控制好量，不要超标，不要摄入太多油脂，动物内脏和肥肉要少吃。多吃蔬菜，尤其是绿叶菜和菌菇类蔬菜，每天中午吃 400~500 克蔬菜是没有问题的，种类也最好多样一些。

午餐后可以适当活动一下筋骨，不要立即坐下工作或趴着睡觉，最好散步半小时。担心夏天太热或者冬天太冷，可以去公司附近的商场或者超市溜达。我当初上班时，每天中午都会去附近的大超市溜达半小时，冬天不冷，夏天不热，是中午运动的好去处。

下午 1：00—3：00 适当午休

中午别忘了午休，但是注意不要午餐后立即午休，否则容易让脂肪堆积在体内。最佳的午休时间是下午 3 点前。如果在这段时间午休不方便，也可以寻找其他时间段，小睡 10~15 分钟即可，千万不要睡眠太久。过长的睡眠会导致大脑中枢神经受到抑制，体内代谢减慢，醒来后会更加困倦。

下午 3：00—5：00 喝水

下午每工作 1 小时站起来活动活动，让眼睛休息下，顺便做个颈部运动或者瘦腰腹的运动。每天坚持做，可以去掉双下巴，还可以让腰、腹、腿变瘦。

胖友们可以翻看一下本书开始部分，里面介绍了几种减肥操，可以自己测试一下，哪种方法更适合自己，也更适合在办公室练习。

下午也要多喝水，补充 300~500 毫升水是有必要的，既可以提高基础代谢率，又可以滋润皮肤。虽然喝水的量取决于工作性质和个人代谢，不过千万不要等口渴了才想起来喝水。

下午 5：00—7：00 晚餐

减肥不等于不吃晚饭！在保证全天热量不超标的情况下，晚餐是可以吃的。

晚餐一定要清淡。如果一定要吃高油高糖的食物，建议选在中午，晚上是严禁吃任何易胖食物的。适合晚餐吃的食物有：水煮菜，苹果、柚子等促进代谢的水果，黄瓜、西红柿等可以生吃的蔬菜，以及玉米等粗粮。总之晚餐的量要少，严禁夜宵，睡觉前 4 小时最好不吃任何东西。

晚上 7：00—10：00 锻炼

饭后不要立马躺在床上玩手机，或窝在沙发上看电视，最好站半小时再坐下，或做些简单的运动，比如靠墙站、做家务等。

专门用于减肥的有氧运动在减肥期间是必需的，每天最好 1 小时，1 小时的减肥时间安排在晚 7 点到 10 点比较好。晚上属于可以自由支配的时间，人们心态轻松，更有利于坚持运动。而且距离晚餐也有一两个小时，此时进行锻炼不会影响人体消化。晚上人的代谢比较慢，容易堆积脂肪，此时锻炼可以消耗一天的饮食，对每天吃动平衡有很大帮助。

锻炼后洗个热水澡或者用 40℃左右的热水泡脚半小时，缓解疲劳，健康清爽。

晚上 10：00 以后上床睡觉

晚 10 点以后就要为睡眠做准备了。要远离电脑、电视、手机，适当看看书、听听舒缓的音乐，或者敷个面膜调节一下情绪。睡眠不足或者太多，都会导致过度肥胖。熬夜更会影响基础代谢，导致减肥速度放缓，影响精神状态和身体健康。晚上 11 点前睡觉，这样可以保证每天睡眠达 7 小时以上。

希望所有减肥的朋友，都给自己每天的 24 小时做个合理的规划并坚决执行，相信减肥定会事半功倍！

后记

减肥成功后我想对大家说的话

50 天的减肥之旅结束了，胖友们，你们有收获吗？我相信，只要大家严格按照书里的要求来做，现在一定会惊喜不已。

减肥成功的首要因素不是如何饮食、如何运动，而是“我一定要减肥成功”的信念和魄力。当我回顾自己 100 天的减肥旅程，我深深地认识到，一个人要想做成一件事情，必须有坚强的毅力，减肥也是如此。

这几年我辅导过数万胖友，其间，只要发现拖延、犹豫、松懈的学员，就会严厉批评他们。因为我曾经胖过，深知瘦下来不容易，有些时候除了要有一套科学的方法，更要有执行这套方法的决心和毅力，当自己没办法坚持时，可以寻找外援帮助。科学的方法加上强大的执行力，才有可能让减肥成为现实。

减肥成功后，我发现自己的体质明显改善，个人的精神状态更好，意志力提高了，也因此获得了完美的婚姻和良好的工作机会。减肥是痛苦的，但与减肥成功后带来的喜悦相比，这点痛苦又算得了什么呢？

肥胖并非不可战胜，真心希望大家能把肥胖变成永远的回忆。人生难免经历风雨，但风雨之后便是绚丽的彩虹。

减肥都能成功，还有什么事情是我们做不到的呢？

愿每一位朋友都能拥有迷人的身材和闪亮的灵魂！

张长青

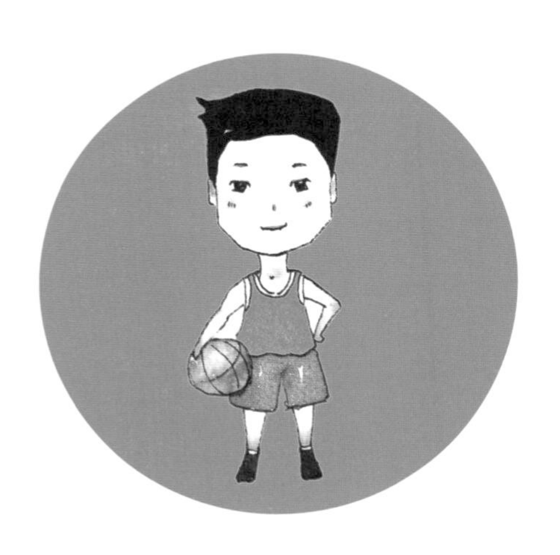